孕味瑜伽

谢波◎著

團結出版社

目录 Contents

Ⅲ / 孕期第三味

感受妊娠的每一刻

——计划准妈妈的幸福味

目录 Contents

前言

怀孕，让女人的幸福多一味

我记得与母亲在一起的时候，我们常常会聊起关于我出生的事情：我是在几点几分在哪里出生，我出生的时候几斤几两重等。母亲与我说这些的时候，她是记忆犹新的。在她数十年来经历过的快乐和悲伤中，我确定这是她最快乐的记忆之一。因为聆听的时候，我们都很快乐。

在开篇中说这些，并不是为了告诉你我与我母亲的关系。我相信拿起这本书的你，有着与我母亲怀孕时相同的幸福感——无论你是一个已经怀孕或是计划怀孕的准妈妈。女人一生中的幸福，除了爱情的承诺、伴侣的关怀或是天长地久的守候，还有一种难以言表的幸福。这种幸福是别人所无法替代你去感知的，是长久而真实的，它就是怀孕。怀孕赋予了女人独有的幸福感，你可以如此亲切的感知到生命在腹中的萌动——这个生命在没有出生前，与外界的一切感知都只属于你。这个幼小的生命在你的身体中不断的成长，似乎蕴藏着无限的可能，继承了你的勇气和美丽，而同时他也赋予你此时最美丽而光辉的容颜。

为了这一切，你开始前所未有的关心自己的身体，希望自己的身体以尽可能最完美的状态去给予宝宝先天的优越；你开始关心自己应该吃什么、怎么吃更能同时满足你的身体和宝宝的发育；可是你又怕吃太多，在分娩后无法恢复体态。我们有时候担心太多，变得慌张和匆忙，而这里又有如此多的讯息杂乱纷陈，让我们摸不清方向。所以，我想问你：

80、90代的新生妈妈，你准备好了吗？

你是否已经为孕育这个崭新的生命做好一切的准备？我希望你已经为你的宝宝准备好一切你可以做到的，并将在以后付出你所有的心血来关爱他们。

所以，我知道你可能已经看过许多关于如何成为一个优秀孕妇和卓越母亲的书籍，你按时做孕检，听从每次孕检报告后医师给你的建议：什么时候服用叶酸、什么时候补充矿物质、什么时候多喝牛奶、多吃鸡蛋……

嗯，或许你知道在孕中期的时候，我们每天需要摄取至少1000毫克的钙，但是你是否知道牛奶并不只是钙的唯一来源？即使是孕妇，每天的奶制品摄入量也最好不要超过1升？因为通过大量的跟踪调查显示，长期超量摄取奶制品的女性产后血脂血糖更易偏高，并且她们的宝宝更易出现过敏反应，成年后患糖尿病的几率也更高。这是不是你所不知的事情？

你也常听说：分娩会耗费女人大量的气血，而妊娠及产后是弥补这些耗费的重要阶段。没有良好的准备和补养，就会大大减少女人的寿命！于是现在出现了许多关于孕妇前期营养补充、身体调理的书籍，多以补品、药方、食方为主。那么你是否又知道，暂且不论要望闻问切，就算是体质也要分寒、凉、热、温，不能随意进补呢？

事实上，我们平时所说孕妇需要调补身体，并不只是吃补品这么简单。每个人的先天体质决定了所选取食物的属性，尤其对于药食同源的方子，更应该慎之又慎。你是否还知道，孕前的调养应该先排毒，其后再滋补？是否知道这样才可以避免孕后出现的一系列体型、生理变化，可以更好的恢复体能？

这些是许多书中不会告诉你的道理。因为他们知道，这些补品、药食同源的方子并不会给你短期内造成明显的不良影响，而你又相信孕妇需要从开始补身子一直补到产后的说法。所以，我希望你耐心读完这本书。你所可以支配的、唯一、可贵的身体而积极努力。

我们感激这一次经历的到来。在百味陈杂的人生中，这一味的幸福是如此的真实而漫长。它让我们感受生命的酝酿，并对我们的母亲而感恩终生。

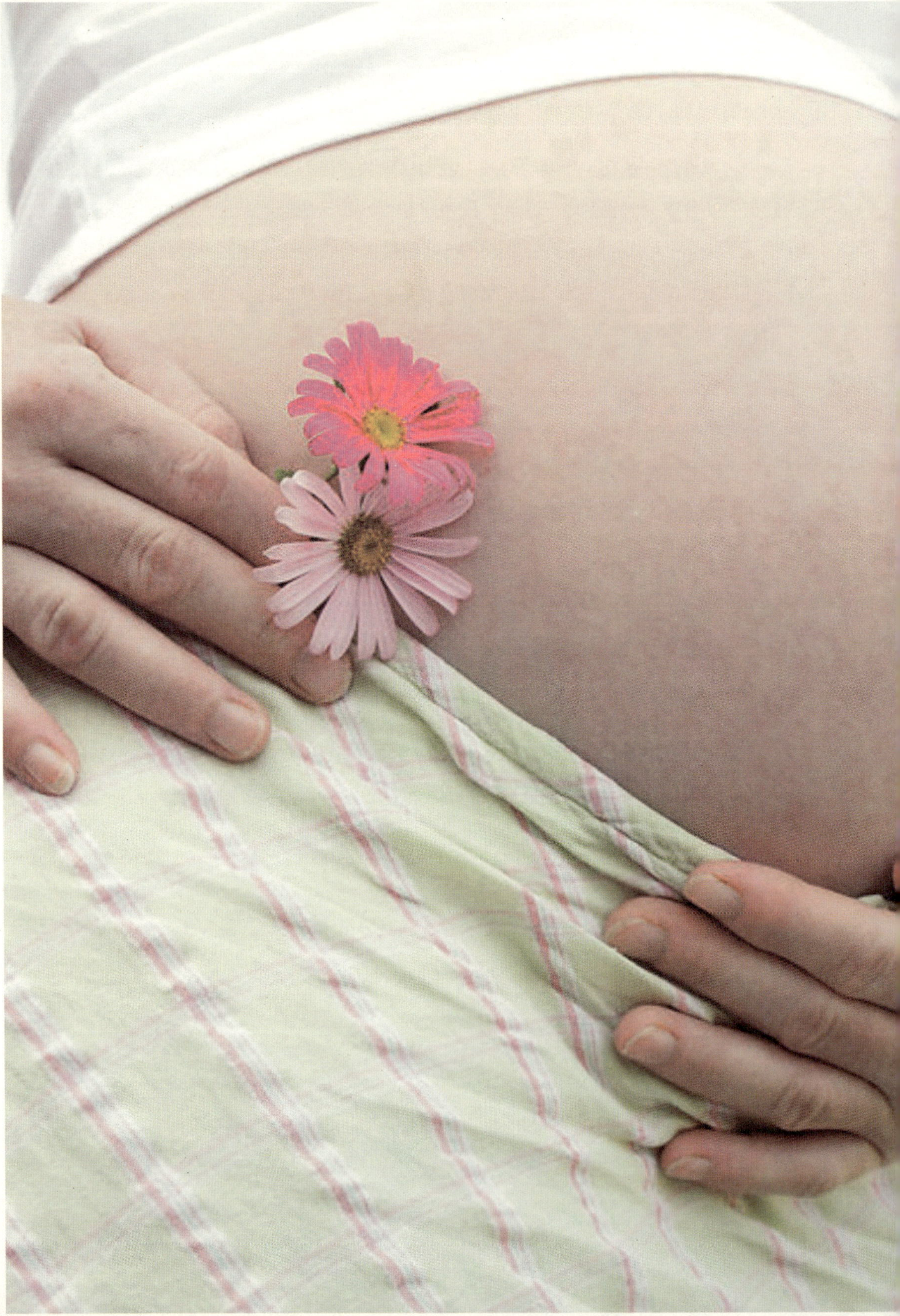

第一章

美丽第一味

营养+瑜伽，双重修养孕味妈妈

想在怀孕期更有女人味、更美丽？亲爱的，我懂你！

女人一生中最美好的希望之一就是：怀上宝宝和生完宝宝以后都是一个美丽的妈妈，而不会因为怀孕身体走形，如果还想成为人群里瞩目的焦点，那简直难上加难——对不懂营养和瑜伽的你，可能真的难于上青天。不过我却不认为这是什么难事。只要你早作准备、聪明伶俐，以知识的力量和身体力行的精神，这一切都可实现。我没有在安慰你！在国内外关于妊娠女性的营养和运动对母体及胎儿的健康调查中：妊娠期注重营养均衡和膳食调配的准妈妈，如果又有适当又适量的运动，那么她们的体重增加始终可以控制在健康的标准内——这点非常重要。标准范围内的体重增加不仅让你的体态变化更优雅而不是臃肿，还会让你在分娩后体重恢复更快，形态恢复更迅速！

所以，我建议你选择专业营养和孕产瑜伽来帮助你达到这个宏伟的心愿。事实上，我们建议膳食、营养和瑜伽在计划怀孕前就开始进行。在多年的积累经验中，一些与孕产有关的案例总会提醒我们：在医学上被认为怀孕几率很低的夫妻，本在练习瑜伽以求健康的期望下，怀孕并生下了健康的宝宝。而这些案例并非少数！它为何能够提高受孕的几率？这与瑜伽体式对内分泌系统的改善有关。你是否了解内分系统的作用呢？当大多数人看到内分泌系统的时候首先会想到的一个词就是“激素”或者是“荷尔蒙”。其实人体的许多生理过程都在你不知不觉中受到内分泌系统的调控，例如最常见的睡眠，受到松果体分泌的“退黑素”影响。内分泌系统实际上是可以产生激素的多种腺体的总称，这些腺体对于维持人体的正常生理功能是必需、不可缺少的！它们可以直接向血液中释放激素，而不需进行其他形式的转换，所以激素可以迅速被血液输送到全身的各个器官和组织中去，发挥作用。

内分泌系统最重要的腺体有：脑垂体、松果体、甲状腺、甲状旁腺、胰岛、肾上腺和性腺。它们各司其职，分布于全身不同的位置：脑垂体和松果体位于脑部，甲状腺和

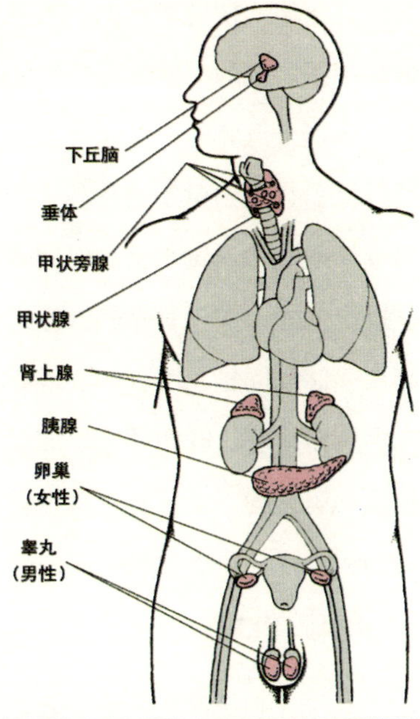

甲状旁腺位于颈部，胰岛和肾上腺位于上腹部，性腺则位于骨盆附近。膳食中的营养素是这些腺体激素的前体，当这些营养素缺乏时就会造成激素水平的下降，同时，内分泌系统还受年龄和运动的影响。一些有益的运动会促进、调节内分泌系统各个腺体的循环，发挥修复和强化作用，可以让人体的自我调节机制以及应对外界压力的抗压力提高——这很多时候与炎症反应相关。而炎症反应在现在的许多研究中被认为是慢性疾病的根源之一，与心脏病等相关。当内分泌系统正常而活跃，那么身体的循环功能则健康，神经系统平衡协调可以有效的帮助机体在兴奋与松弛时发挥作用。从某种程度而言，一些医学专家和营养专家认为内分泌系统是改变人类寿命的关键，是有迹可循的。

除此之外，对女人们最最重要的就是：内分泌系统还与皮肤、体态相关。人体脂肪的调节、代谢受到激素水平的影响，而皮肤的皮脂更新和油脂分泌同样也受到内分泌系统的影响，当内分泌系统健康时，女人无论是精神状态还是身姿面容都焕发出护肤品所无法赋予的魅力——这是毋庸置疑的。而对内分泌系统可以起到改善作用的，除了外源性的激素疗法（一种需要严格的执照医生和丰富的经验前言抗衰老疗法，并未获得广泛认证和应用的医学技术）之外，自身的内分泌调节（更安全、自发调节而无副作用的主动疗法）则是在成年后主要通过膳食补充和运动来提升——这有些类似于恢复人体机能一样，我们认为这是更适合平凡人群，也更负责的方式。所以在许多关于“护肤”和“美丽”的谈论中，我们一直坚持这种“自我”的理念。这并不是为了鼓噪更多的人来练习瑜伽，而是让更多的女行们能够为自己的美丽而主动担负起责任和义务来，你其实不需要借助他人让自己更美丽！

说到对内分泌起调节作用的瑜伽运动，它除了对肌肉和骨骼的后天协调练习外，还会通过拉伸、扭转和弯曲，去强化身体器官的血液循环、促进新陈代谢。当血液循环加快，中医所说的“通则不痛”的原理就发挥了作用：内分泌系统中的腺体会强化释放激素，来提升身体的机能——当然包括与生育相关的器官、体内营养素利用率更高——这可以让器官得到更多的营养来转化为体内的津液。津液由膳食中的谷物经消化成为精微而成，通过输送遍布全身以润养组织器官，而代谢的废物也以津液的方式通过尿道、皮肤排出体外。由于长期的缺乏运动、身体机能衰退，津液的输送和代谢趋于迟钝，会引起许多健康问题。浅表的表现如小便不畅、骨关节问题、皮肤干燥暗哑等，内在病症则常为脾胃虚弱、肝肾两虚、血亏等。所以我们认为适当的运动对于津液的在体内的运输是极为有益的，当营养到达器官，那么器官才可以强健。运动时体内代谢以有氧代谢为主的运动往往可以促进心脏的泵血能力，它对全身肌肉的练习可以起到卓越的促进津液行运的辅助作用。

对于计划怀孕的夫妻，我们常常建议在改善生活习惯、调节饮食以增加健康受孕几率的情况下，选择适当、适量的运动：适当指易于全身机能提高而非无氧的肌肉练习，它应是强化内分泌及免疫系统，改善、促进血液循环的运动；适量则是在身体可承受的范围内，有益提高心肺功能，对身体损害较低的运动量。而兼具以上特点并适应于夫妻同时练习，帮助建立、促进夫妻间情感交流，具有有氧运动特点的练习，瑜伽就是最完美的结合了。在一些研究中发现，瑜伽对于内分泌系统的改善是其他运动所不可比拟的。

“怀孕并非女性一个人的事情！”这已是一个被人们广为认可的观点。对于健康妊娠，男性同样担负着不可或缺的责任。瑜伽的体式、调息对改善男性内分泌系统、强化身体机能及改善体质也有非常明显的效果。与生育相关的男性生殖与内分泌系统往往对宝宝的先天健康起到决定性作用，所以对计划妊娠的夫妻，医师常常建议丈夫戒除不良的生活习惯、戒除烟酒和药物，此外就是良好的膳食和运动——这将在后面的内容中谈及。许多有益的营养素可以帮助提升男性精子的活力和质量，对于更愉悦的受孕起到辅助作用。许多富含锌、叶酸、维他命E、维他命C等营养素的、对提高男性生育能力的有益食物也会出现在许多生育手册上。健康膳食从来就不是一个可以具有性别歧视的词语——它对于男性和女性在任何时候，尤其是生育期都尤其重要；运动则可以帮助男性提升免疫系统和内分泌系统的水平，当男性的身体可以更好的抵御感染和病毒细菌的威胁时，那么使女性健康怀孕的比例则大大提高。许多医师也认为，男性心脏功能的强健与性生活的协调起到相辅相成的作用。当进入计划妊娠期，双方强健的心脏将为完美受孕奠定基础。

最后我想说的是，在分娩前后，你的膳食和运动将为你的分娩和恢复绝对奠定坚实的基础。就像你对童年的记忆一样，你的身体对体型也同样具有最佳记忆。整个妊娠期的合理、用心膳食和规律运动，除了可以减少你的分娩痛苦外，还可以让你的身体在分娩后比其他妈妈更快速的恢复——甚至恢复的程度比以前更好！这是因为你的身体无论在妊娠的任何时期，都接受着运动为身体带来的调节、塑造，让它可以在产后身体修复的关键时期起到强大的“恢复记忆”功能。没有任何运动可以像瑜伽一样，以不同的内容、方式贯穿、辅助准妈妈的身体了。它是在你身体不断变化的过程中不断更新着练习的内容，为你身体当时的状况及下一步可能发生的状况做准备——这简直是一种聪明而主动的练习，会让你受益匪浅！

现在，还有什么理由不开始我们对美丽怀孕的预备工作？作为新生代的你，绝对可以坚信在孕育一个完美宝宝的同时，你也可以成为一个美丽孕味妈妈！这不仅是你的骄傲，更是这个宝宝的骄傲——你的聪明睿智绝对让你的宝宝具有同样的优秀智慧！

在了解这些内容前，让我们先了解一下，对于妊娠而言什么最重要！

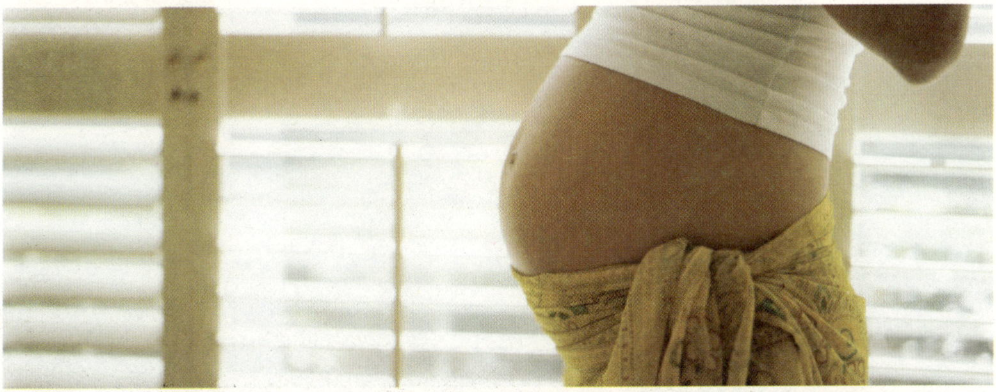

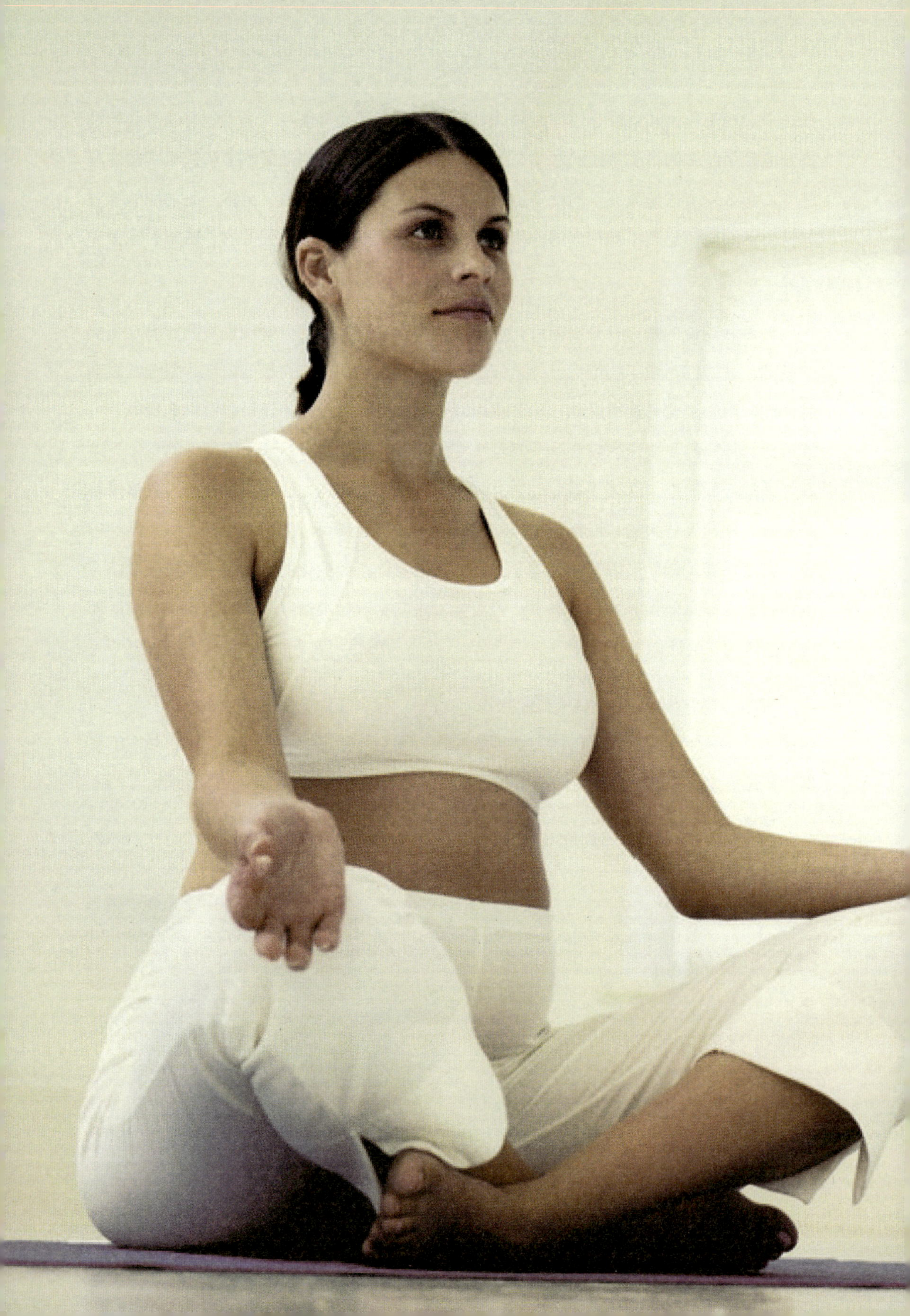

第二章
身体第二味

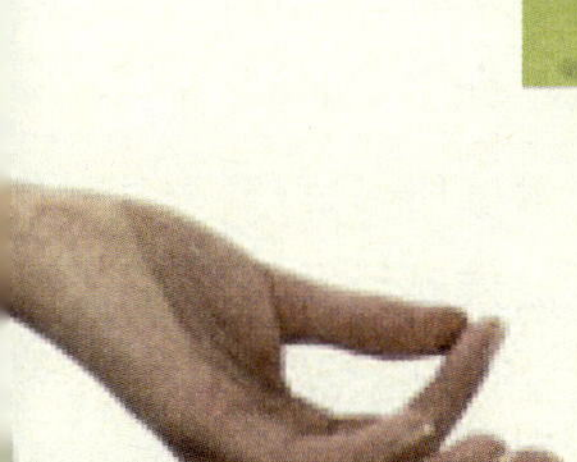

了解我们的身体
——妈妈的身体决定宝宝的一生

1 为什么妈妈的身体如此重要?

其实我们这一代人获取的信息应该是最混乱的，当信息爆炸的到来却挟带着利益与名誉的暗涌，我们就失去了对自己的了解和控制，成为了这些利益实验的“小白鼠”，甚至是“被害者”。如果这些仅仅只是金钱的损失，那么我还相信“千金散尽还复来”的道理，而如果这些伤害是累积在我们的身体上，那对“还复来”的希望只能是绝望。过去，孕产妇的健康往往被看重在是否能生出健康宝宝，而如今，对于我们这一代新生妈妈以及以后的妈妈们来说，自己身体健康的生育出同样健康的宝宝，并且在产后依旧能维持健康机能及体态，才是新生代妈妈们的目标。

所以，在计划怀上宝宝前，我们就需要开始进行功课的补习。如果在过去，没有这么多的污染，这么大的压力和参差不齐的身体素质，我们对于孕前妈妈的建议可能也就三言两语，并且还有你的妈妈告诉你她是如何生下了健康的你。可是如今，我们都明白这个世界上的空气不再清澈，地球上的天然绿色已经所剩无几，化学污染物、工作环境中的烟、刺激物和光线还在不断剥夺着我们的健康。长期不良饮食是危害许多妈妈们的潜在原因，同样也会造成宝宝的发育不良，短时间内的调养其实并不会对健康妊娠产生多大的帮助。加之前面我们所说的诸多因素，所以整个妊娠期的观察、调养和运动就显得异常重要。这已不是三言两语就可以说清楚的了。同样，这些调养应该从尽可能早的开始，尤其对于希望产后精力和体态可以尽快恢复的妈妈们，妊

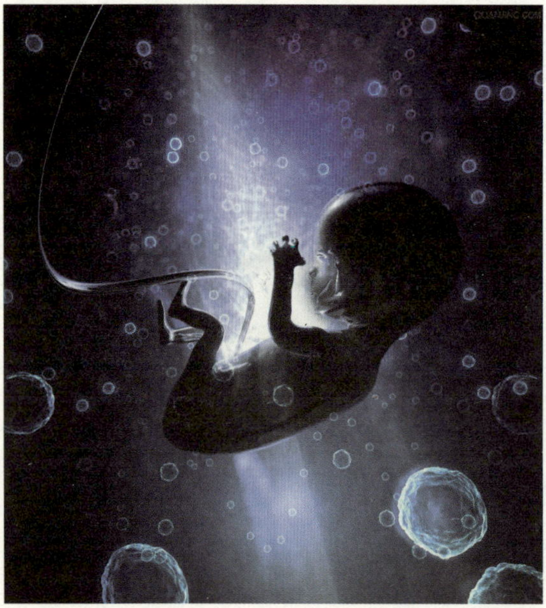

娠前的膳食和运动练习就成为了预备关键。

曾经有许多妈妈们认为妊娠前的调养是短时间的事情，而调养身体的目的是为了妊娠顺利，所以只是营养才是妊娠的唯一关注点。事实上，你并不只是宝宝出生前温暖的睡床和营养的来源。你是否知道属于你的特别心情，你的快乐和悲伤以及在体内的任何因子都将深刻影响宝宝的成长？从生理上来看，母体受孕前的几个月及胎儿在子宫中的9个月，可以对他们一生的健康起到重大的影响。妈妈们在怀孕前和妊娠期的营养水平对婴儿成长过程中，甚至是对成人以后的患病类型都将起到不可忽视的作用。

事实上，我们所知营养水平对怀孕的影响应该再提前一些，就是“营养水平影响生育能力”。这个已经被众多营养师所认可的理论来源于长期的调查，在这些调查中发现，女性的生育能力随着年龄的增长而降低，每对夫妻在平均的受孕时间6个月内，当男性年龄超过24岁后就以每年2%的速度下降，这与其配偶的年龄无关。这对许多决定较晚些生育的父母来说并不是一个好消息，不过也有研究证实，如果双方身体健康状况良好，在孕前得到充分的营养调补，那么年龄因素的影响会相应减弱。许多人在压力较小的状况下受孕的几率则相应提高，压力疏解被作为许多专业妇产医师开出来的精神处方。其实，情绪、压力不仅仅会影响到你们的受孕，还会影响孩子的出生后的身体健康及性格。

渐渐的，腹部一天天的隆起，仿佛体内的生命赋予了我们更多的愉悦和幸福，体重开始增加，这是宝宝在身体里茁壮成长的现象，可是我们是不是渐渐有些感觉力不从心了呢？一般来说，健康体重的孕妇的妊娠期体重增加应在10—12.5kg的范围内。这些重量大部分由我们的脊柱和骨盆来承担，可是对于大部分平时缺乏运动，尤其是对脊柱和骨盆进行肌肉与气血练习、调养的妈妈们来说，隆起的下腹让脊柱承受了更多的压力，而现代的工作方式使得我们极少活动到脊柱，尾椎往往也承受了过多的压力，于是当整条脊柱开始承受小腹带来的重量时，我们的腹脏器官受到挤压，呼吸相对变浅、急促，血液及淋巴液的循环代谢减慢，甚至会出现腰酸背痛及骨骼疼痛的现象，或许一些妇科医生会由此告诉你“这是缺钙的现象，要补钙”。事实却不一定如此，妊娠期必然会加重我们长期缺乏运动骨骼的负担，骨骼及附着在上面的肌肉、神经在孕前本来就缺少血液的供应、滋养，此时则更加贫乏。单纯的补充钙质，反而可能会超量，造成身体负担，严重的话会影响腹中的宝宝发育。其实，此类的疼痛在我们孕前就已经存在了，只是它还没有受到外力的影响表达出来。很多时候，我们不是常常这样被假象所蒙骗吗?我们的身体不仅仅是给予宝宝成长的营养，同样我们的身体也关乎我们的健康，是我们身体健康程度的一面镜子，千万不要等你出现皱纹时才去擦那面镜子，这个时候可能已经晚了。所以，在孕前，我们就应该学会去了解自己的身体，怀孕时可能出现的状况，身体的变化。如果我们都还不了解自己，又怎么去抚育宝宝的将来呢?

因此，我们开始明白，我们的身体不仅仅是宝宝在出生前的一个容器，也不仅仅是供给他们营养的来源，我们的身体有着更多的意义，更多的责任，所以才说每个妈妈从妊娠期直至将来，都是伟大的。

2 生宝宝是不是一定要付出高昂代价?

是的，现在我们意识到了自己如此重要。我们是宝宝在出生前唯一的依赖，也只有我们可以尽心呵护他们。可是，我们又不可避免的需要与外界接触，城市污染日趋严重，营养保健品生产不规范，孕产讯息又如此纷乱、良莠不齐，我们该如何避免其中的伤害由我们的习惯、饮食、身体而危及到脆弱的生命?

错误的饮食、营养补充不仅会伤害到腹中的宝宝，还会在这个特别时期加重伤害孕妇的身体，而孕前的身体调养与产后的体能、营养恢复又会影响到其后一生的健康状况，甚至增减寿命、提高或降低生命质量。这并不是危言耸听，正是因为这个事实才催生了专业的孕产机构，这种机构由权威的妇产医师、先进的设备、全面的诊断方法和严格的操作标准、档案跟踪管理构成，要入住这样的孕产机构往往价格不菲。据悉，国内城市的顶级孕产机构大约为数万至十多万不等，而大部分新生代的父母都承受着来自工作竞争、城市高昂物价、保险及房贷甚至是车贷的多重压力，即便是感冒去一次医院也会花销不菲，这样高昂的费用并不是每一对父母都可以承受得起的。即使是一般的妇产医院，从产前检查到分娩大约为1万，且不包括体型恢复及产后疗养。难道，已经面对如此繁重经济压力的我们就不可以安全的生育宝宝，同时呵护好自己的身体吗？我们就不可以同时做到产前调补、充分提供妊娠期营养、顺利地分娩、在产后仍旧有着良好的心态、体态恢复到产前甚至可以比以前更加优美吗?

只要你仔细阅读后面的内容，我相信你一定可以满足以上的所有愿望，甚至可能会有惊喜发现。

无论你是一个准备怀孕的妈妈，还是一个孕妇，一定要明白对于身体的生理和心理健康，只有你自己最了解自己，是任何妇产医师都无法替代体会、思考的。医师的处方和建议可以作为你的参考资料，而具有最真实感触的、最主观的你可以根据这些资料上的数据和结论来调整自己的饮食、生活、心理，从而让宝宝从初始就在温暖、平和、健康的环境中孕育，他们会继承你这个阶段所期望给予的良好性格、健康体质和美好的心灵，这些都是作为母亲的特别享有。你是不是感觉很骄傲呢？所以在后面的内容中，我将告诉你更多关于妇产医师所没有叮嘱你的事项，你可以根据这些内容来略作调整成为适宜你自己的孕产调理、身心调理和体型恢复方式。总而言之，当聪明的妈妈会灵活学习运用，我相信生出来的宝宝也一定聪明无比。

3 妈妈需要的先知

现在，你决定成为一个妈妈，那么孕育宝宝并不是你一个人的事情，作为宝宝的父母，对于他的健康和将来，你与宝宝的爸爸都需要先了解怎样的孕前准备更有利于健康受孕。

为妊娠做准备

当你们夫妻双方决定为妊娠做好准备，就是最佳的受孕时机。测定正确的排卵期会增加怀孕的几率，一般来说男性精子的成熟需要3个月的时间，女性卵子的成熟则相对较短，只需要1个月的时间。所以在孕前做好身体调养，获得营养补充、拒绝不良生活习惯和在非妊娠期减少性生活数量都可以使得这次受孕的几率提高，也会使受孕的质量更高。

许多因素都可能导致不孕。营养素的缺乏对男性精子数量与精子活力的影响很大，糖尿病患者也会存在较高的不孕率。所以由此可见，男性在不孕中也将承担一部分责任。但是相应的，维他命C可以增强精子的活力，维他命E与必需脂肪酸协同促进生殖细胞的健康，所以在某种程度上来说，营养补充可以起到良好的改善效应；同样，女性较低的黄体酮水平和高半胱氨酸水平会导致不孕、妊娠期综合征和早期流产。这些同样可以通过营养补充进行修正，从而降低这些危害的发生几率。

其实，均衡的营养可以大大增加健康妊娠的几率，就算是最轻微的营养素缺乏都将产生多种不良影响，不管对腹中的宝宝还是孕妇，这样的反应较孕前更加敏感。妊娠期的营养不均衡往往导致宝宝和母体两方的健康问题，现在已经被证实的B族维他命、叶酸、铁、钙等轻度缺乏与婴儿畸形有关，而具有毒性的重金属物质如铅、铬、铜超标也会导致婴儿的出生畸形。任何一种营养素在此时都比其他任何时候更加重要，中国有句古话说孕妇是“一人吃两人补”。这句话正确的阐释应该是营养素的额外需求更多，而不是食物量的大量增加。我们常常因为一句话的误读而造成无法弥补的错误。过去许多妈妈因为误读了这句话，大量、没有选择性的进食，于是孕中的妊高血脂、高血糖在产后加重成为长期的高血脂、高血糖症，只有转为药物治疗。而你只需正确解读了这句话，均衡、有选择的进食，则可以完全避免这些将长期困扰你的疾病。

适宜、正确的运动是优秀产妇的秘密。似乎许多人都认为对于亚洲体质的我们，整个妊娠期的运动是宁愿不做，在家里待着，最多散散步就足够了。不知是因为我们的惰性，还是我们对运动的错误理解，总会将运动看做是剧烈的、颠簸腹脏的、困难而危险的行为。于是我们就看到了许多产前肥胖、产后肥胖、产后抑郁，以及产后极难治愈的慢性疾病。那么如果我再告诉你，如果你选择某些正确的、有氧运动，可以帮助你提高受孕的几率、增强胎儿生命力、预防产后的诸多疾病发生可能。你会为自己的健康作出这样的选择吗？其实温和的有氧运动并不如你想象的那么危险。例如在多年的专业瑜伽教学机构里，许多练习瑜伽的夫妻会惊讶的发现，在经过一段时间的体式练习后，怀孕几率较以前明显提高。妊娠期的生理状况平稳，而孕期呕吐等不良反应明显比其他人小许多。同样，在分娩过程中，由于瑜伽呼吸的练习让她们可以更好的控制情绪、宫缩，使得分娩更加顺利，痛苦更少更轻；由于伸展和柔韧性的练习，让她们在产后的身体恢复更快，尤其是妊娠纹的产生更少。许多其他的运动同样有着类似的作用，这我们将在后面的内容里详细讲述。

除了饮食、营养素和运动的妊娠前准备，还有什么可以帮助妈妈们更好的度过整个妊娠期和产后恢复期呢？了解你孕育生命的载体，并学着如何去保护和润养它，就是润养你腹中的宝宝！一个负责的妈妈，一定会了解自己身体，做出准确的判断和保护。如同一些营养素需要在妊娠前就开始服用一样，对于特殊的、脆弱的孕育器官前期的保护和后期休养往往会让妊娠期的妈妈们受益匪浅。下面我们将两个最重要的，但是你可能并不那么了解的器官，这两个器官将对你的妊娠、宝宝的健康、产后恢复、夫妻生活甚至以后的健康都将产生不可忽视的作用。

子宫——生命孕育的起点

无论我们人生有如何的不同，但是我们生命的起始都是一样的。当受精卵进入子宫腔后，开始了持续的发育。在未来的妊娠时间中，子宫除了供应养分外，还起到保护胎儿的作用。尽管有着保护的作用，实际上它却是最需要保护的女性器官之一。

介于膀胱和直肠之间的子宫在盆腔的中部，当膀胱或直肠充盈度改变时或者体位变化时，它的位置也会做出相应的变化以适应。通常子宫的长度大约在8厘米，宽5厘米，厚度为2.5厘米。它之所以可以做出相应的变化来自于盆腔中的神经和韧带支撑，这些支撑的子宫韧带多为结缔组织或平滑肌纤维构成，从各个角度和维系结构来为娇弱的子宫提供力量和血液养分等。虽然子宫的弹性很大，这些支撑子宫的组织也具有较强的伸展性，但是伴随着年龄的增加，内分泌的衰退及血液循环的不畅，加之子宫长期受到肠子的压力、不恰当时间的性生活、细菌感染、流产手术的一系列因素，支撑神经衰退，支撑力减弱，造成子宫移位、下垂，继而引起早产、流产、胎儿畸形等妊娠问题，母体则会长期受到贫血、便秘、消化不良、腰部疼痛等不易治愈疾病的困扰。

与子宫密切相关的生理反应就是月经，许多人从青春期就从母亲那里知道关于月经预示着女性成熟的到来。在促性腺激素释放激素的控制下，性激素的分泌促使卵泡发育成熟并开始分泌雌激素。雌激素又使得子宫内膜的厚度发生变化，经过一系列的内分泌反应，导致最后子宫内膜脱落和崩溃出血，就出现了我们所说的月经。子宫内膜之所以脱落是因为卵子没有受精，子宫内膜中的血管收缩，内膜最终坏死而脱落。换句话说，子宫内膜是为了怀孕，提供胚胎生长而存在的，所以月经的规律性造成了女性的血液循环更好。有观点认为女性血液更新带动了较男性更优异的新陈代谢，所以从寿命及衰老程度上来看，女性都长于男性。但是同样存在一个问题就是，大量的血液流失会让加剧体内营养素的流失。对于多年来经期紊乱、经期血量时多时少、经期易感疾病、情绪起伏过大的人来说，体内营养水平低是导致出现这些问题的原因之一。对于女性而言，体内营养素水平较低时的生理不适反应更加敏感，这可能与女性的内分泌系统、应激能力和心肺功能有关。当你出现这样的问题，不应该将妊娠计划提上日程。因为你的身体营养缺乏已经不是一天两天的了，如果这个时候你决定怀孕，那么整个孕期宝宝的营养全部就来自于你的身体“库存”，也就是你用你的血肉去孕育腹中的宝宝，可能会导致宝宝的先天营养不良、发育畸形、分娩困难和产后抑郁等状况，以及产后的继发性疾病的出现。

其次，当脆弱的子宫出现疾病时，往往很难短时间内完全治愈。例如子宫内膜炎、子宫内膜异位、子宫肌瘤等，这些都将为孕产带来很高的风险。同样在妊娠初期和临产前的3个月如果有性生活，也会造成子宫的强烈收缩，造成流产、早产或产后感染等；胎儿如果在子宫内受到母体感染的影响，那么在以后的身体及生理发育上也会出现障碍。

骨盆——我们最忽视的身体环节

骨盆，由髋骨和两侧髋骨构成，形状如盆，故称为骨盆。它分为上部的大骨盆和下

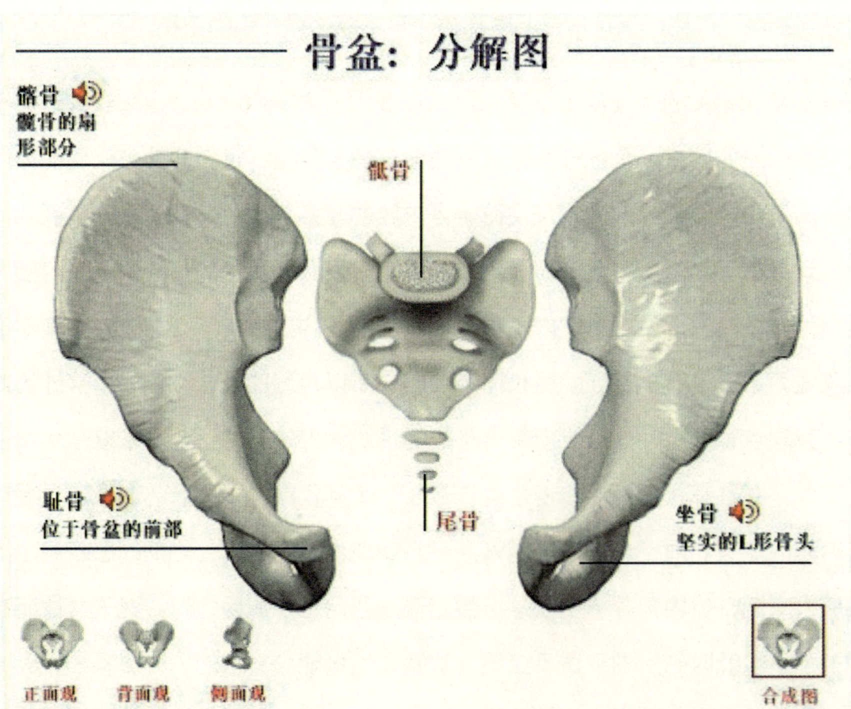

部的小骨盆两部分。它的主要功能是支持体重和保护盆腔内脏器。它保护子宫和膀胱，在怀孕初期，也保护正在成长的胚胎；怀妊娠期间，骨盆会支撑胎儿、胎盘以及扩大的子宫内一部分额外的液体的重量。

对女性来说它又具有另外一个重要的意义，就是它是胎儿娩出时必经的通道。正常女性骨盆较男性盆宽而浅，从而有利于胎儿娩出。由于骨盆的大小和形态对分娩有很大的关系，因此孕妇作产前检查时，要测量骨盆的径线的大小，以了解分娩时有无困难。所以骨盆对女性来说，具有着生理保护和分娩的双重作用。在分娩后，骨盆肌肉会因极度扩张而变得脆弱，此后如果不进行相应的运动促进愈合，那么骨盆对盆腔器官的保护作用会大大减弱。而肌肉具有很强的记忆性，如果在孕前就针对盆骨及相关的肌肉群进行运动，那么产后的恢复会更快，恢复效果更加明显。

同样，妊娠纹也是因为皮肤与肌肉一样具有伸展收缩性，在妊娠期腹部的胀起导致产后肌肤收缩后出现导致的破裂细胞没有得到及时修复而产生松弛。相对而言，肌肉有充分的血液供应，并且其细胞属于活细胞，所以分裂生长都较为快速，恢复起来相对较快，而我们的皮肤却没有这样的先天条件。尽管许多美容书籍吹捧护肤品将带来无与伦比抚平妊娠纹的功效，而实际上表皮细胞属于死细胞，只受到体内细胞分裂更新替代的影响，与外用的膏剂无关，所以妊娠纹常常是许多妊娠后女人们的最大外在困扰。其次，正常体重的女性妊娠期体重增加的建议在10—12.5kg，这些重量的增加对于极少运动的女性来说就意味绝大部分的脂肪，产后的体型恢复则需要针对性的运动。对于有运动习惯的女性来说，由于肌肉所占比重更大，所以产后恢复期只需重新唤醒自己的运动机能，即可让脂肪的消耗更快、更明显。所以准确的、专业的产后体型恢复其实应该在妊娠前就已经进行，否则都难以取得让人满意的效果。

如何保护我们的骨盆

要了解如何保护我们的骨盆，首先知道哪些会影响我们骨盆的活跃度。

1.长期不良坐姿

新生代的父母不再是过去四处奔波，在田野中耕种，长期从事体力劳动，甚至连家务我们都使用可以省事省力的器具、电器了。我们长期坐在电脑、电视前，选择可以倚靠的、柔软的垫靠、扭曲斜拐的姿态，加之浅表的呼吸和腹部长期挤压， 整条脊柱逐渐失去正常的生理弯曲度和椎间过于紧密。同样，这样的坐姿让流入骨盆中脏器的血液缓慢，下肢也会缺乏血液供应。长期如此，骨盆内的脏器无法得到充分的循环代谢，骨盆肌肉活跃度日渐下降，对于希望自然分娩的妈妈们来说，这样的骨盆和肌肉都无法帮助妈妈们顺利分娩；对于侧切或裂伤的妈妈们来说，同样会减缓伤口愈合的速度。

改善不良坐姿，不仅对怀孕妈妈来说很重要，对于所有人的长期健康都有诸多裨益。由于我们长期的工作环境及姿态，造成女性患腕管综合征、腰颈椎疾病、便秘等疾病的几率高于男性。而男性也由于不良坐姿造成的肾脏疾病、颈椎疾病、不孕不育、生殖泌尿系统感染的发生几率逐年升高。所以改善你的坐姿，矫正你的脊柱必须马上开始。

2.不够全面的运动

针对骨盆的运动其实并不常见，而早期的骨盆运动主要来源于国外一种治疗尿失禁症的运动方法，后期发现这个运动可以改善夫妻双方的性生活及女性的体态，于是这个运动被广泛运用于性治疗和健美机构。而这个运动的缺点在于，它只是针对骨盆及骨盆牵扯的肌肉运动，可以促进骨盆内器官的血液供应，但是对于整个体态的塑造和尤其是腰部曲线的改善没有明显的作用。

如果要全面看待我们的生殖系统，除了骨盆及骨盆肌肉外，全身尤其是腹脏的血液循环同样对我们的骨盆很重要。无论是按照解剖学、神经学还是运动学来看，单个部位的肌肉往往会牵涉到其他许多部位的支援、协调，尤其对于希望能在孕前及孕后体能、体态得到良好恢复的人来说，产前的全身肌肉运动不仅可以起到帮助高质量受孕、顺利分娩的作用，还可以起到除了骨盆肌肉之外的腰身曲线塑型效果。但是几乎没有妇产医师会告诉你去做什么样的针对性运动，现在分析几个我们常规认为会活动到骨盆的运动，看哪种更符合你的期望。

骨盆运动：在国外，针对骨盆的运动称为骨盆控制或骨盆运动，它以“凯吉尔运动”或“凯格吉收缩”为根据。也就是前面提到的早期用于治疗女性尿失禁，而后期则逐渐发展成为改善性生活及女性体态。它的运动目标是骨骼外面的肌肉，也就是构成骨盆的有弹性和收缩性的肌肉，这是女性身上最重要的肌肉之一。通过练习，让骨盆活动不仅限于上下移动，还可以旋转运动。当骨盆活跃，那么对于分娩的帮助就非常大了。不过，这里需要对体态说明的是，这种骨盆运动可以适当的控制骨盆以适当的方式摇摆，而不是我们认为的对整条脊柱的改善和腰身曲线的塑造，所以对于产后的体型恢复并无作用。

肚皮舞：起源于中东的阿拉伯风情舞蹈，现在已经成为许多健身、舞蹈机构的课程。其特色是舞者随着变化的节奏摆动臀部和腹部，舞姿优美，变化多端，而且多彰显阿拉伯风情。传说是怀孕待产的母亲为了能顺利分娩，学蛇之曲线摆动，摇摆自己的身体，重点集中是在腹部，在快速摆荡整个身体，呈波浪起伏状，顺利产子，于是风行开来，逐渐演变成娱乐的肚皮舞。

与盆骨运动有些类似，肚皮舞通过骨盆，臀部，胸部和手臂的旋转以及令人眼花缭乱的胯部摇摆动作，塑造出优雅性感柔美的舞蹈语言，充分发挥出女性身体的阴柔之美。它是一种全身的运动，可以让你的腿部、腹部、肩膀以及颈部都得到充分的活动，从而提高身体的弹性和柔韧性。从运动学来看，肚皮舞被划分为有氧运动，所以对于减肥减重具有效果，同时它也具备了骨盆运动的优美摇摆。但是这样的运动还是局限为单个部位的运动，更多的运用到腰部的先天柔软而极少涉及腰部深层的肌肉练习。所以它缺乏了骨盆运动对伤口或骨盆肌肉恢复的作用，并且它与骨盆运动一样对脊柱的矫正和恢复并无益处。

换句话说，可能有点过激，但是可以更加直白清晰，那就是：肚皮舞可以帮助分娩，但是无益于孕前、孕中及分娩后的体能和体态恢复。

瑜伽： 起源于印度的瑜伽，古印度瑜伽修行者在大自然中修炼身心时，无意中发现各种动物与植物天生具有治疗、放松、睡眠或保持清醒的方法，患病时能不经任何治疗而自然痊愈。于是古印度瑜伽修行者根据动物的姿势观察、模仿并亲自体验，创立出一系列有益身心的锻炼系统，也就是体位法。瑜伽通过把感官、身体与有意识的呼吸相配合来实现对身体的控制。这些技巧不但对肌肉和骨骼的锻炼有益，也能强化神经系统、内分泌腺体和主要器官的功能，通过激发人体潜在能量来促进身体健康。

那么你是否了解瑜伽?

瑜伽不是韧带的运动

“我韧带不好，怎么练习瑜伽？”“我韧带不好，所以不能做到标准的体位”、“我的韧带在练瑜伽的时候受伤了。”

这是希望练习瑜伽而对瑜伽望而却步的人常常说的话，许多人认为瑜伽属于身体柔软的人才可以练习，同样许多人认为瑜伽的练习是为了追求与舞蹈相同的柔软，似乎女性更愿意将其看做是体态的塑造，而非身体本能的唤醒——这对我们来说是不是太复杂了呢？这种认识往往让大部分女性，甚至是瑜伽老师以练习出柔软的身段为准，并将这种柔软强加在脊柱、关节和韧带上。这都是瑜伽造成身体伤害的最重要原因，也是现在认知的最大错误。在瑜伽老师的认证培训中，我们需要解答的第一个问题就是这个。较为常规的回答是：“瑜伽不是要你身体柔软才可以练习，而是伴随着瑜伽练习你将发现身体逐渐柔软。瑜伽是对筋骨的锻炼，有别于传统的方法。它遵循循序渐进、不借助外力。急于求成的心里会伤害你的身体。瑜伽不分性别、年龄，只要坚持，身体就会变柔软，柔软就会获得

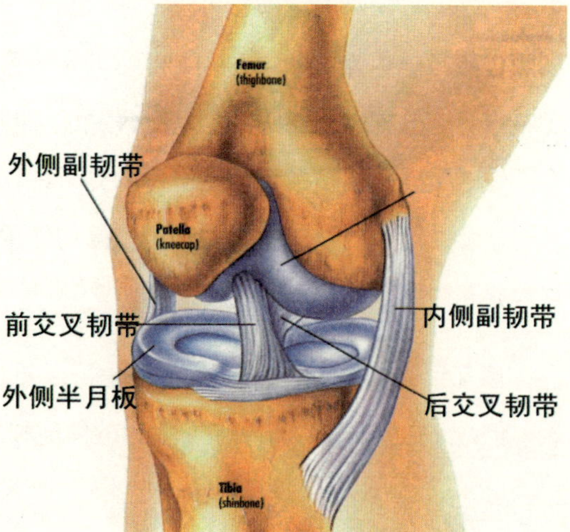

健康。”

这个回答是一个概括性的回答，对于存在疑惑的人只有安慰却不够说服力。如果你要刨根究底的话，那我在下面为你解释一下，为什么瑜伽不是韧带的练习。

常规的韧带练习来自于你所知的舞蹈、杂技、体操等，这些从孩子早期就开始进行的韧带拉伸，不间断的练习以获得韧带的持续柔软。你需要了解韧带是什么，它属于结缔组织，连接骨骼并固定内脏中的某些器官。人们常说的韧带主指骨骼连接的部分，小时候韧带与骨骼一样柔韧，所以劈叉或者拉伸都非常容易，伴随着年龄的增加，骨骼开始坚硬，韧带也渐渐紧致。舞蹈的基础便是因为此而需要从小打牢，并持续练习。

而瑜伽观点认为，我们的身体出现许多问题，多是由于身体僵硬所造成的。“僵硬”是一种外观上的表现，而内在的则是血液不够流畅，流动迟缓并不够充分，许多关节因为长期的不良坐姿而呈现局部缺血的状态，缺血就缺营养，营养不能达到，毒素就容易堆积，堆积就容易出现疾病。如中医所说的“不通则痛”，就是这个道理。要让这些地方通畅，就要让血液充分的流向这些部位，这就建立在覆盖在骨骼的肌肉上了。肌肉中富含血管，许多的营养输送必须由此经过，才能充分到达、滋养和将代谢产物（毒素）代谢出体外。所以瑜伽的练习不应建立在韧带，而是建立在肌肉上的。通过对肌肉的控制、运作，让血液流畅，逐渐恢复大脑与肌肉的联系，从而更好的控制我们的身体，恢复敏感直觉。

所以关节炎、肢端酸麻在经过一段时间的瑜伽练习后是最先改善的，随着瑜伽练习的继续，肌肉的柔软就更加明显，脊柱神经与中医学中的“气血”则得以恢复，免疫力从而得到提高。身体的柔软，实际是肌肉及整个身体的柔软，韧带同样是柔软的一部分，却是最微观的部分了。

柔韧、平衡和力量是构成瑜伽体位练习的三个基本点。首先，柔韧——不是柔软，意为柔软与韧性的结合。瑜伽的柔韧不是依靠关节和韧带连接的强烈拉伸、摩擦，而是依靠包裹在骨骼和骨连接外的肌肉运动拉伸与收缩，恢复肌肉的弹性，也就是我们所谓的“能屈能伸”。此时，才可以兼具柔软与韧性，并可以保护骨骼间免受剧烈摩擦而造成运动伤害；那么力量呢？力量其实就是我们对深层肌肉的控制，例如前面提到的骨盆肌的活动。瑜伽对力量的练习不似力量运动那么单方面，它更强调我们去运作全身的肌肉，恢复对肌肉的认知，从而提高我们对全身的感知。当我们感知系统恢复到精准状态时，我们对运动时可能造成的哪怕是一点伤害都会敏感，同样，对于运动带来的裨益也会受益匪浅。常常有许多人问，瑜伽如何才能达到瘦身的效果？答案其实就是，运动你的肌肉去练习！当你运动你的肌肉，那么覆盖在肌肉上的脂肪才会消耗代谢，减肥塑形才可以达到最佳效果；平衡，其实并不只是小脑发达不发达的问题。为什么我们说瑜伽中的平衡是力量与柔韧的结合？因为即使你的小脑不发达，但是一旦你建立了对身体的高度感知，对肌肉的深层控制以及肌肉的良好韧性，那么这些都将帮助你超越小脑对身体平衡的先天不足，成就你的后天平衡能力。其实平衡对力量和柔韧的要求更高，对心态、气息和关注力的提升有非常大的帮助。对于准备怀孕的妈妈们来说，如果有一定的瑜伽练习史，那么在产前做瑜伽的平衡练习，会让你在妊娠期和分娩时的心态更趋放松，减少分娩的阻碍。

为什么我们选择孕产瑜伽？

如我在前面所谈及的涉及骨盆练习的运动中，孕妇练习瑜伽可以增强体力和肌肉张力，增强身体的平衡感，提高整个肌肉组织的柔韧度和灵活度。 相较于肚皮舞和骨盆运动，孕妇练习瑜伽可以增强体力和肌肉张力，增强身体的平衡感，提高整个肌肉组织的柔韧度和灵活度。同时刺激控制荷尔蒙分泌的腺体，增加血液循环，加速血液循环，还能够很好地控制呼吸。练习瑜伽还可以起到按摩内部器官的作用，针对腹部练习的瑜伽可以帮助产后重塑身材。瑜伽对于肌肉、骨骼、韧带、内分泌系统和运动系统的练习更深入，对于希望顺利分娩及产后体能、体态都得到全面恢复的人，瑜伽可以称之为最佳。

但是需要强调的是，并不是所有的孕妇都适合选择瑜伽，此类的瑜伽练习也应该在专业的瑜伽老师指导下进行。有过正规瑜伽练习史的妈妈们，在准备怀孕前恢复瑜伽练习，则可更建立身体感知，而对于没有瑜伽练习史的妈妈们来说，你可以按照后面妊娠期瑜伽练习指导，逐步进行感知建立。不要着急，也不要强求自己。只要你是没有流产史、积极健康的未来妈妈，只要觉得准备好了就可以开始进行一些轻柔的增强身体力量和提高肌肉柔韧性和张力的锻炼了。在整个妊娠过程中，妈妈们可以根据自己的妊娠阶段逐步练习不同的瑜伽体式，但必须以个人的需要和舒适度为准，瑜伽的练习因人而异，必须与人的身体状况协调。当练习出现一点不适，都要停止下来，向专业的瑜伽老师详细咨询。

此外，瑜伽有益于改善睡眠，消除失眠，让人健康舒适，形成积极健康的生活态度。但是，瑜伽并不是使怀孕和分娩更为安全顺利的唯一方式。瑜伽只是在整个妊娠过程当中帮助孕妇进行适当锻炼。“分娩”要消耗大量的体力，这需要我们通过瑜伽练习、膳食和营养补充来进行储备，因此大多数孕妇在分娩来临前会感到恐惧和不安，没有关系，相信经过瑜伽的修习，可以让这个过程变得轻松简单并有助于孕妇在产前保持平和的心态。

现在，你知道了要成为一个好妈妈需要了解的膳食、营养和运动相关。当你为你的怀孕做好准备，那么你就为你和你的宝宝奠定了良好的基础，为一个健康宝宝的诞生至少做好的一半。

其实，妊娠计划应该因人而异，每一个妈妈都可以根据自己的状况组合出适宜自己的妊娠计划。我将在后面的文字中给你提供详细的参考，但是新生代妈妈们往往会出现两个状况，这就决定了本书根据这两个状况的妈妈做出分支介绍。现在，根据你的受孕时间确定，你是一个计划妈妈还是意外妈妈?

4 计划怀孕，你应该了解的身体语言

计划怀孕，更符合优生优育的原则，无论对于夫妻双方还是宝宝都是有最大益处的。如何选择最佳的受孕时间，在前面我们已经有所讲述。受孕前的膳食及营养素对于妊娠的女性来说比男性更加重要。我们都知道，摄取营养素后并不代表吸收，同样，要想知道你的身体状况是否准备好了另一个新生命的孕育，你的身体是否已经做好的营养储备，就需要一些检验来确定你的营养水平和体质状况，并由此在你整个妊娠期给予针对性的营养膳食和运动建议。那么在妊娠期，我们必须要了解哪些事情呢?

妊娠期中，我们身体会有哪些变化:

我们通过胎盘将身体里储存的营养、每天进食吸收的营养转运给宝宝，在这280天中，他们从受精卵逐渐生长成体重平均在3.8公斤左右的新生儿。而我们却不仅仅是增加3.8公斤的体重，前面提到过，正常体重的女性需要增重至少10Kg。那么你知道为什么需要增重这么多吗?为什么我们会在怀孕的时候容易感觉饱了呢，实际却进食不多?为什么我们会在妊娠期出现暂时血糖值增高；那么如何预防这种增高造成产后的持续增高而演化成糖尿病?其实，这都与我们在处于这个特殊时期而形成的，这些现象都是你的身体为了更好地保护你和你腹中的宝宝而做出的生理应变。

内分泌带来的身体改变

许多女性发现在妊娠期，经期和肌肤都发生了变化。更易出油或者变成干性肌肤，经期略有不同。其实这都是我们的身体为了宝宝能成功着床发育，身体开始进行营养素调节，增加吸收的征兆。此时，我们的卵巢和胎盘激素分泌开始增加，胎盘催乳激素开始刺激胎盘和胎儿的生长及我们乳腺的发育、分泌。这是为了我们在产后可以顺利地泌乳，更有利于母乳喂养；我们体内的脂肪开始分解，为了让更多的葡萄糖送至胎儿，此时我们的血游离脂肪酸和甘油的浓度升高；除此之外，我们的甲状腺素分泌开始增加。在妊娠期，我们的循环血胰岛素水平升高，此时空腹的血糖值低于非妊娠期，血糖值大幅升高而回复缓慢。加之妊娠期，肾小球率过滤增加，尿液中的葡萄糖、氨基酸及水溶性维生素排出也相应增加，于是在妊娠期会出现妊娠糖尿的可能，这被称为假性糖尿病，可是如果在妊娠前你有糖尿病的潜因，那么这将会诱发你糖尿病的发生。所以，孕前的血糖检验则显得非常必要。

消化系统的“节约”

当宝宝在我们的腹中时，他们的营养来自于哪里？是的，来自于我们的身体。那么如果某一次你的膳食中几种营养素略微不足，就会马上影响到宝宝的健康吗？不用紧张，事实上，我们的身体对宝宝有多重保护。平时储存在我们体内的某些营养素此时会被动用来及时补充宝宝的需要。看，我们的身体多么奇妙呵！

那么在整个妊娠期，我们极易出现反胃、易饱腹甚至便秘，这是不好的现象吗？每一个做过妈妈的人都知道，这其实是我们在妊娠期必须经历的过程，只要不是很严重而频繁的发生，那么你应该为此放心，这是我们在正为宝宝提供充足营养呢。

妊娠期中，我们的肠道平滑肌细胞受到孕酮分泌增加的影响变得松弛张力减弱，肠道蠕动渐渐缓慢。每次进食后，胃排空时间延长，是为了更好的储存食物，进行充分的蛋白质初步分解。相应的，食物在肠道中的蠕动减慢，也使得食物可以在肠道中停留更长的时间。因为肠道是我们营养吸收最重要的部位，时间停留延长可以让我们更加充分的吸收营养素，例如钙、铁、维他命B 及叶酸等。这些营养素对于维持宝宝健康的神经、骨骼等发育都非常重要。当然，有好处必然也有麻烦。由于消化系统趋于缓慢，胃排空的时间延长，所以我们常常容易感觉饱腹，对食物量的需求欲望降低；处于我们胃部上方的贲门括约肌变得松弛，所以胃内容物就容易逆流入食管下部，引起反胃等早孕反应；肠道蠕动缓慢，虽然可以帮助我们更多吸收营养素，同样排出的时间也相应延长，于是便秘也在许多妊娠期女性中显而易见。

其实，你不用紧张，选择良好的进食习惯和膳食方式，都可以为我们和宝宝提供充足营养的同时缓解这些问题。这将在下面妊娠期的膳食建议中为你做详细说明。

体重增加的真相

妊娠期，妈妈们体重会增加，并且必须增加。这是许多妇产医师在孕检时给予妈妈们的重要建议。可能你以为体重的增加就是脂肪的增加了，现在，让我为你揭开体重增加的真相：

宝宝们在腹中逐渐发育，从受精卵成为分娩后的健康宝宝，当然会给妈妈们带来体重的增加，这是我们体重增加的一部分；孕产医师们告诫妈妈们，尤其是体重偏轻的妈妈们增加必要体重，不限制的足量进食，是为了适应妊娠期胎盘、羊水、乳腺及子宫增大的生理需求。这些被称为必要性体重增加。除了这些，妊娠期我们的血浆容积会增加，虽然血红细胞及血红蛋白也会增加，但是不如血浆增加的那么多，于是出现了血液在此时被相对的稀释了，类似贫血，但是并不是病理意义上的贫血。所以孕前的检验中，对于血红细胞及血红蛋白的检查是必要的。

这些组织液的重量增加也是我们体重增加的一部分，最后才是脂肪。脂肪在妊娠期对妈妈们来说是保护宝宝的一个最广泛、最基本的物质。适当的脂肪增加可以为我们的体能维持起着其他营养素不能起到的作用。所以妈妈们，不要怕脂肪增加哦！为了你和宝宝的健康，一定要长一些脂肪，后面我会告诉你们如何分娩恢复期消耗掉这些脂肪，恢复体态的！

为你和宝宝的健康做次妊娠前检查:

每个妈妈们都知道，在妊娠期按时孕检，是观察母体及宝宝的健康状况是最重要的方法。一般来说，孕期检查应从早孕开始，即3个月以内，越早为宜。在整个妊娠过程中，进行孕期检查的具体时间是：

怀孕12周(3个月)以内检查一次。及时识别早孕症状，及早开始保健。

怀孕中期(孕13—28周)每月检查一次。及时筛选高危妊娠，发现有高危因素应酌情增加检查次数，并给予必要的纠正治疗。

怀孕晚期(孕28—36周)每半月检查一次。及时发现影响正常分娩的各种因素及妊娠期并发症，合并症。

怀孕36周以后至足月妊娠时，每周检查一次。密切观察孕妇和胎儿的情况，以便更好地为接生做好准备。

但这些都是在妊娠期需要做的检查，也就是说如果你孕前有一些潜在的疾病，都可能会影响到你和宝宝的健康，此时不但矫正起来非常困难，甚至可能会将更多的副作用遗传给宝宝。对于计划怀孕的妈妈们来说，这些都可以通过妊娠前的检查来避免、及时矫正。

那么哪些检查是特别注意的呢?

1.血检：在前面所讲述的妊娠期血液变化，尤其是血糖及血脂变化，对于分娩后女性的体质恢复有着重要意义。所以你必须知道的有：血糖及糖化血红蛋白，是否携带乙肝病毒及性传染疾病；检查是否有贫血，如果母体贫血，会导致分娩后易感染等并发症，同样会使出生的宝宝免疫抵抗力低，生长发育迟缓等；最后，这是许多血检中极少涉及的项目，就是半胱氨酸水平的检验，前面提到过，体内高半胱氨酸的孕妇，导致生育先天畸形儿的可能性更高。所以无论在你做孕前检查的时候，一定要为此要求增加这一项的检查!

2.尿常规：妊娠期对于肾脏负担加重往往会引起一些肾脏功能较弱的产妇疾病发生，所以在计划怀孕前做尿常规检验，有助于肾脏疾患的早期诊断，降低妊娠期肾脏疾病的发生。

3.染色体：为了及早发现先天性性腺发育异常和先天性卵巢发育不良综合征等遗传性疾病。除有遗传病家族史的夫妇外，有不孕、习惯性早流产、分娩先天畸形儿史、不明原因死胎、新生儿死亡史等病史的育龄夫妇也应接受检查。检查的时间应在孕前3个月。要求夫妻双方都接受此项检查，对于排出染色体异常具有重要的意义。

4.妇科疾病：这些疾病都不完全是由性传播而造成的，压力过大造成免疫力下降、不洁物的接触都有可能让女性有此类感染。但是在疾病初期都不会有明显的症状表现出来，而一旦进入妊娠期，这些疾病就有可能暴发并很难治愈。所以在计划怀孕前通过白带常规筛查滴虫、霉菌、支原体衣原体感染、阴道炎症，以及淋病、梅毒等性传播性疾病。 可以确定孕妇是否有妇科疾病，如患有性传播疾病，最好先彻底治疗，然后再怀孕，否则会引起流产、早产等危险。

5 意外怀孕，你也应该做到……

定期孕检

孕检的开始时间为妊娠后第四个月，只要母体健康稳定，那么不需要过于频繁的孕检，因为检验仪器的辐射虽然在安全剂量内，但是长期过于频繁会造成过量积累，伤害宝宝。

一、怀孕3个月之内一定要去做产前登记，产前初检。选择一家信正规的医院作为产前检查和分娩的医院。

二、绝大多数正常孕妇做第一次检查（孕期初检）后，每4周检查1次，28周后每2周检查1次，36周后每周检查1次，直至分娩。

三、如有遗传病或家族遗传性疾病史，应进行遗传咨询，确定是否需要做产前诊断和什么时候做。

四、到内科医生那里检查一下，是否正在患有影响妊娠的疾病。如有慢性疾病，随着孕期的增加，可能会影响妈妈和胎儿，最好在高危门诊进行孕期检查。

怀孕早期：在怀孕第6到8周时，确证是否为宫内妊娠。

在怀孕第12周时，空腹血检，进行基础的包括B超、白带常规、胚胎发育情况及全身的血压、肝肾、血常规、尿常规及传染病等的检查排除。

怀孕中期：胎儿的发育状况、体内营养素水平、血脂、血糖水平是否在安全值内。

怀孕晚期：盆腔及子宫健康状况、血糖水平、胎位。

舒适运动：

虽然我们在此前建议妊娠妈妈应该选择对她们和宝宝健康有益的运动，譬如瑜伽。但是对于意外怀孕的妈妈，在没有任何瑜伽基础的状况下，我们仍旧建议不要在孕前期时练习瑜伽。瑜伽虽然会带来力量及身体的柔软，适合任何人练习，但是绝大多数处于妊娠初期的妈妈们来说，对于肌肉和骨骼的控制仍旧没有概念，此时怀中的宝宝还很脆弱，莽撞的练习瑜伽可能会导致流产的发生；以前有过流产史的妈妈们如果没有在此前的瑜伽练习，突然进行瑜伽练习则更加危险。所以选择运动应该适宜身体状况，我们从来不吹捧瑜伽的功效，因为我们希望每个妈妈和宝宝都可以健康。

当你在初期并不适合练习孕产瑜伽前，可以选择一些基本的、温和的活动方式。譬如可以从散步开始，过渡到垫脚尖、蹲立等对腿部力量有效锻炼的运动，最后达到具有孕产瑜伽练习的基础；同样，将瑜伽的某些动作分解成单独的动作去做，也非常适合此时的妈妈们。尤其是颈部、肩部和下肢的运动，对于逐渐进入到孕中期的瑜伽练习和呼吸都有诸多裨益。

因为瑜伽练习的有效及全面性，所以对于从来不运动的你来说，无论以什么样的运动开始你的健康孕产之旅，都要遵循顺其自然的原则。瑜伽练习并不如竞技运动一样，急促、爆发性或是强烈的目的性，“遵循自然”在这里有许多意思，即使在分娩后坚持这种态度，你都会受益匪浅。

●遵循妊娠“顺其自然”：当你开始为妊娠期作准备，就不要给自己太多的压力。如前所说，压力会影响内分泌系统，对男性的精子或是女性的卵子质量水平都会有不良的影响。经过一段时间的瑜伽练习后，当你的内分泌系统得到改善，你会有明显的身体感觉，所以不要有“练习多久之后才可以受孕？”这样的疑问，让生命的开始顺其自然的开始吧。

●运动幅度遵循顺其自然：无论你先天的身体柔软度如何，都要记得瑜伽不是你身体柔软度的练习。当你开始从一个对瑜伽陌生的角色开始学习瑜伽体式，就应该将身体作为一个谦虚的学习者而不是一个骄傲的炫耀者，这样你会有受益良多。每次的练习都应在自己能够承受的程度上。当你感觉呼吸困难、头晕或者如针刺、撕扯般的疼痛，这就是你的身体在告诉你已经超过了负荷，你应该减少降低动作难度、减少练习幅度和练习时间。

●呼吸遵循顺其自然：当你紧张、强迫或是过于关注于结果而不是过程时，观察一下你的身体，会发现你身体僵硬而微微蜷曲，呼吸短暂而快速。练习瑜伽时，对于大多数人会出现浅而急促的呼吸，这可能是她希望在努力达到理想的弯曲幅度作出的无偿努力。甚至有的初级练习者会出现屏息的状况，这对于进入妊娠期的妈妈和腹中的宝宝非常危险！妊娠期母亲和腹中宝宝对氧气的依赖比以前任何时候都更加重要，屏息会造成腹中宝宝缺氧，影响大脑发育和先天机能的健全。所以，无论你的体式练习在任何程度，都保持最自然、顺畅而平稳的呼吸，当你自觉呼吸开始紊乱、急促，可以恢复站立、坐立或者仰卧放松的姿态，重新将呼吸调整深长、平稳后再继续练习，在后面的练习中，你也可以减小练习的幅度和难度，一切以顺其自然的温度为基础。

为练习瑜伽，做好最佳准备

瑜伽不同于许多其他的运动并充满魅力的原因之一是，它可以是任何性别、年龄和体质练习的运动，它对运动装备需求和场所要求也并不苛刻，可能只需要一套宽松的衣服和一张柔软的瑜伽垫，你就可以数十年如一日的练习瑜伽而不需要担心有所金钱的消耗。

当然，练习瑜伽时，穿着合身、舒适透气、排汗性好的服装（通常建议为棉质），才不会妨碍到体式练习时身体的舒展；一张当膝盖跪上去不感觉疼痛的瑜伽垫，是防止我们坐卧、体式练习、调息时受伤或不适的必需。

其他一些辅助你在练习时更容易舒缓情绪、放松、关注自我的辅助用具同样也需要，它们会让你的练习更自然、有效：

***温盐水**：加入少许盐的温水，可以帮助在练习过程中补充流失的汗液和矿物质，平衡体内的酸碱度；一般建议在练习前20分钟左右喝大约200毫升，练习完成后10分钟可以慢慢将另外200毫升喝完。

***熏香**：无论你是使用舒缓的檀香精油，还是有振奋精神的柑橘精油，都应该根据精油的特性和你练习的时间来选择，不要盲目使用。例如玫瑰、薰衣草适合傍晚练习时，而薄荷、尤加利等，则适合清晨至午间的瑜伽练习；一些在香熏店可以买到的熏香，也具有各种各样的气味，对于瑜伽练习过程中的情绪安抚和放松引导也是颇有裨益的。

***音乐**：如果你选择了正确的音乐，聆听至整个妊娠期，那么你会发现这不仅对你的情绪和分娩极有帮助，还会发现对宝宝的后天成长也有积极作用；练习瑜伽时，选择悠扬而舒缓的瑜伽音乐，有轻声吟唱、自然风雅、流水山峦等，会帮助我们在体式保持时更能聚精会神在我们的呼吸上，并通过呼吸调整我们的内心，强化关注力。所以，有条件的话，记得随时播放这些对身心平和有益的音乐哦！

瑜伽预备时：

无论你对瑜伽帮助孕产怀有多大的期望，但是不要忘记一条准则：在自己能力承受的范围内练习，千万不要强迫自己。对于刚刚开始瑜伽练习的人们来说尤其特别要牢牢遵循这一点。

空腹练习：一般来说，在饱腹和饥饿的情况下最好不要进行瑜伽的练习。至少练习瑜伽的前两个小时不要进食难以消化的、胃负担过大的食物。你可以喝些水，如果感觉真的很饿，为了避免练习时过度饥饿造成的血糖过低，你可以吃少量的容易消化的如饼干、面包、巧克力或者粥，但是一定要少量。因为在体式练习过程中，我们对腹部的挤压、扭转会是为了让血液充盈滋养这些腹脏器官。如果练习前饱食，那么不但在练习过程中会造成腹部不适、动作幅度减小，还可能会对消化系统造成负担，适得其反。

通风场所：瑜伽练习其实不受场地的限制，但是为了获得更好的练习效果和身心愉悦松弛的状态，选择通风良好的，地面以上的场所最好。因为往往自然光线会更容易让我们的视觉感觉舒适自然，而密闭的、灯光唯一的场所，往往给人以压抑、局促感；练习的场所地面应该平整，高低起伏、有坑洼的地面上不要练习瑜伽；过于喧闹的地方同样不适合瑜伽的练习。在练习的过程中，我们往往需要练习时关注在自我，练习后让身体与心灵得到完全放松，喧闹的场所往往造成注意力不集中、无法平静休息，尤其对于进入妊娠期的妈妈们，在静谧的空间里开始学着与身体沟通，就是为与宝宝沟通打好基础。

看到自己的镜子：当没有专业的老师一直贴身指点时，你在个人的练习时间中往往需要一面可以看到自己全身的镜子，真实反映你身体的每个姿势，从而可以自己主动的去纠正动作，达到尽可能最正确的姿态，获得最多的益处。甚至在每个动作过渡变化时，都要学着去观察自己的身体，是否有所偏斜。因为我们往往认为，动作的正确性永远比幅度更重要，因为只有在正确的体式下你才可以获得幅度的改变，而为了幅度的错误动作反而会给身体造成诸多伤害。

或许在这次“观我”的过程里，你会有个更多“观我”的角度，了解自己更多，更深刻了。

下面的几组颈部、肩部、腿部和脊柱简单体式练习，实际多为瑜伽的分解动作，但是它们的作用却都非常明显。无论你基础如何，我都建议你在妊娠前期和初期练习，在这个特别的时期，重新体会这些动作的奇妙之处。同样，这样动作基于你平稳而持续的呼吸。这些动作不只是伸展，同样需要其他一些部位肌肉的协调、支持，尽量在练习过程中，充分感受每一块肌肉和韧带的拉伸，将为你进入更深刻的瑜伽练习打好基础，也为你身体健康的基础迈出坚实的第一步。

始终呼吸：这对你来说似乎有些可笑。“呼吸谁不会啊！”但是我在这里要说的是，你是否能在体式练习的过程中保持呼吸呢?

这并不是一个笑话。在讲授瑜伽的过程中，我们常见许多人在练习时为了让身体达到大幅度的弯曲或是力量支撑，会屏住呼吸——这是人的本能反应。如果你不认可，那么好吧。放下书，站起来。立直你的身体，深吸气，呼气时上半身向下，将你的胸前贴

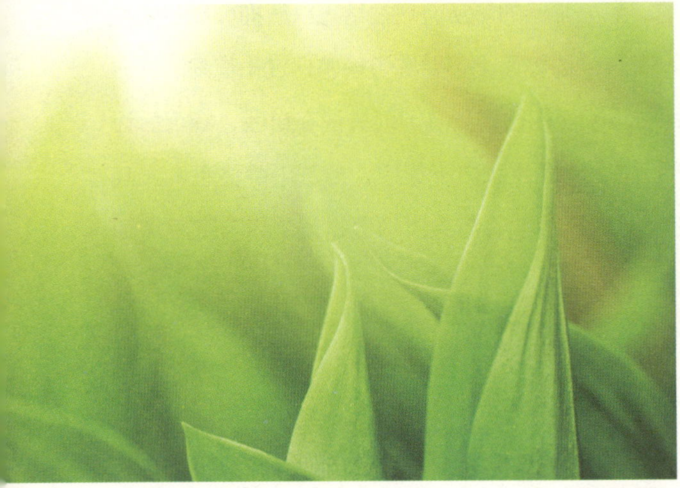

向大腿前侧，额头触在小腿上。

现在回到这里来，回答一个问题：你会为了让上半身与腿部的贴合而屏住呼吸吗?

我们身体紧张时反应在肌肉上，常常会造成含胸、耸肩，伴随着这些肌肉的收缩、僵持，会造成呼吸变浅，这就是为什么许多人在练习一段时间瑜伽后，发觉自己的动作幅度并没有更大的变化——它往往是阻碍我们身体改善与体式进步的阻碍。

在后面的妊娠期瑜伽体式练习内容中，我并没有强调一个体式的保持时间应该多长，因为我们认为你的练习时间和幅度应该在自己承受的范围内。在保持平和的呼吸练习体式是恰到好处的；当呼吸紊乱时不应再僵硬的保持一个体式，这会让你适得其反。

在后面任何一个阶段的体式练习中，保持你的呼吸，并在呼吸平稳的基础上尽可能维持体式即可。我们不再做特殊标准。下面，让我们开始练习呼吸吧!

瑜伽呼吸——腹式呼吸

现在先用一只手按住你的胸腔，一只手轻抚小腹。闭上双眼，在你自然的顺畅呼吸中，感受哪一只手在不断起伏?

现在睁开双眼，我来告诉你。当你的胸腔伴随着呼吸不断起伏的时候，这就是我们所熟稔的胸式呼吸法。这种呼吸较浅、频率较快，并会造成由尾椎至颈椎的紧张。对于常见的前屈体式，这种呼吸方式会阻碍幅度的增加，也无法让你获得前屈体式的最佳效果；对于妊娠期妈妈们，腹式呼吸可以增加氧耗量，净化体内血液——尤其是输送到宝宝体内的血液。通过长期腹式呼吸的练习，你的肺部组织更加强壮，呼吸系统得到强化，对呼吸系统疾病的免疫力大大提高。在妊娠前期、妊娠阶段练习腹式呼吸。在分娩时良好的呼吸控制，可以让产妇的分娩更加顺利，痛苦更轻，妊娠及产后情绪更易平复。

腹式呼吸会让你的上半身尽可能松弛。这种呼吸方式在你闭上双眼时，感受的轻抚小腹的手起伏，按住胸腔的手静止不动。

腹式呼吸练习方式

坐立或仰卧在垫子上都可以，将手放在腹部前侧；

吸气，感受空气的顺畅流入，缓缓顺延鼻腔到达腹部；

练习方式正确的话，你的手会伴随着腹部的隆起渐渐抬高，随着腹部的扩张，横膈膜向下移动；

呼气时，主动将腹部收向脊柱的方向，腹部凹陷，感觉气体从腹部向上达到肺部，将所有的气体完全排除体外；

练习腹式呼吸一定要在自己能够承受的程度上，千万不可屏息，也不可强迫自己。初始练习者，以感觉头脑清醒、呼吸流畅为准。当感觉强迫、压抑感，呼吸失控时，马上回到平时的呼吸方式上调整后，再继续。

当你逐渐熟练掌握这种呼吸方式，在后面的前期练习、瑜伽体式和孕后期的调息中都使用这种基础呼吸，并尽量调整呼吸匀长、舒缓，感受深刻呼吸带来的细微变化。

颈部练习1式

选择一个舒适的站姿或坐姿，双手在身体旁侧或者臀部两侧；

保持胸腔朝向正前方，双肩放松尽量下沉，感觉没有任何一点力量的存在；

深吸气，呼气时头向后充分后仰，保持嘴唇的紧闭，用鼻腔充分呼吸；

尽量将呼吸放慢，吸气与呼气的时间尽可能悠长。

颈部练习2式

在颈部练习1式完成后，深吸气，头回正，面朝前方；

再次深呼气，充分低头，将下颌贴向锁骨正中；

练习这个动作时，一定要保持准备式时的胸腔朝向正前方，双肩下沉放松的姿态；

这个动作的练习可以加强咽喉部位的肌肉力量，强化呼吸的深度，但是一定不要憋气或是让自己感觉呼吸困难；

保持呼吸几组后，吸气头颈回复到正中，面朝前方；

可结合颈部练习1式，按照舒适的呼吸频率持续练习。

颈部练习3式

保持面部朝向正前方，以坐姿为佳，站姿亦可；

同样保持肩部的放松，胸腔、小腹呈平面朝前，脊背伸展、挺拔直立；

吸气时，保持下颌平行地面；呼气时水平转动面部朝左侧，让下颌与肩部保持平行的位置；

再次吸气，头回正中；呼气，同样方式转向右侧，感受脖颈侧面的肌肉拉伸；

在舒适的程度上左右替换练习，练习时始终保持脖颈以下所有肌肉的放松，始终让身体朝向正前方。

肩部练习1式

选择站立姿势，双脚脚尖朝前，完全贴靠在一起，重心在双脚全脚掌上；

双手手腕前后交叠在一起，手肘伸直微微离开小腹，置于小腹前侧；

深吸气，抬双手举过头顶，双手臂向上充分拉伸，此时感受脊柱的向上生长，感觉每个椎关节的舒展；

深呼气抬头，完全向后后仰，双眼望向手腕交叠的方向，均匀的呼吸保持；

尽可能感受脖颈、尾椎两点的挤压感；

吸气时，头回到正前方，双眼放松，脖颈放松；呼气，放落双手回到身体两侧自然垂落；

感受血液回流到肩部、颈部，酸胀渐渐消除的感觉。

肩部练习2式

将双手置于身体后方，十指相扣，尽量将手腕紧紧合在一起；

先将双手手肘伸直，然后收紧大臂，像是要将两个大臂收紧到脊柱正中一样；

此时，翻转肩部朝后，可以帮助大臂的收紧，颈椎下侧肌肉感觉紧张；

保持身体的直立，深吸气，尽可能将手臂抬高，远离背部的方向；

呼气时，放松手臂回落；

所有的力量集中在颈椎下侧的肌肉上，而手臂的用力相对很小；

保持吸气、呼气时的重复练习，可以强化此区域的肌肉，促进血液循环，极大的帮助缓解肩部酸痛和缓解颈椎问题，为三角式做好准备。

腿部练习1式

选择舒适的坐姿，保持臀部两侧都贴在垫子上；

双腿弯曲，将脚心相对贴靠在一起，双手握住脚趾或者脚背，双膝向两侧地面的方向自然沉落；

保持自然、顺畅的呼吸时，腿部向下拍打垫子，做到合适自己的幅度和频率；

练习这个体式，要关注在大腿根部和髋部的肌肉拉伸感，尽量将向下的力量从这两处发出，从而真正强化髋关节的灵活性，促进血液流向盆腔；

坐在垫子上时，重心在臀部正中。但对于大部分初级者来说，略微向前倾斜，也是无碍的。

腿部练习2式（英雄坐）

跪立于垫子上，胸腔、小腹平行于地面，双手撑住地面，双膝、双小腿及双脚并拢在一起；

将双小腿、双脚分开宽于臀部，然后臀部向后逐渐坐，落于双小腿之间的空隙。如果你无法完全放落臀部而感觉疼痛，可以在臀部下方放置一个软垫子或者折叠的毛巾，帮助抬高臀部；

完成后将双手放置在大腿上方，掌心向上自然放松。保持均匀的呼吸，感受大腿外侧强烈的拉伸感。

回复时双手向前撑住垫子起身，向前移动。双腿抽出伸直向前，重新坐在垫子上。抖动双膝拍打垫子，松弛紧张的大腿，恢复血液的畅通。

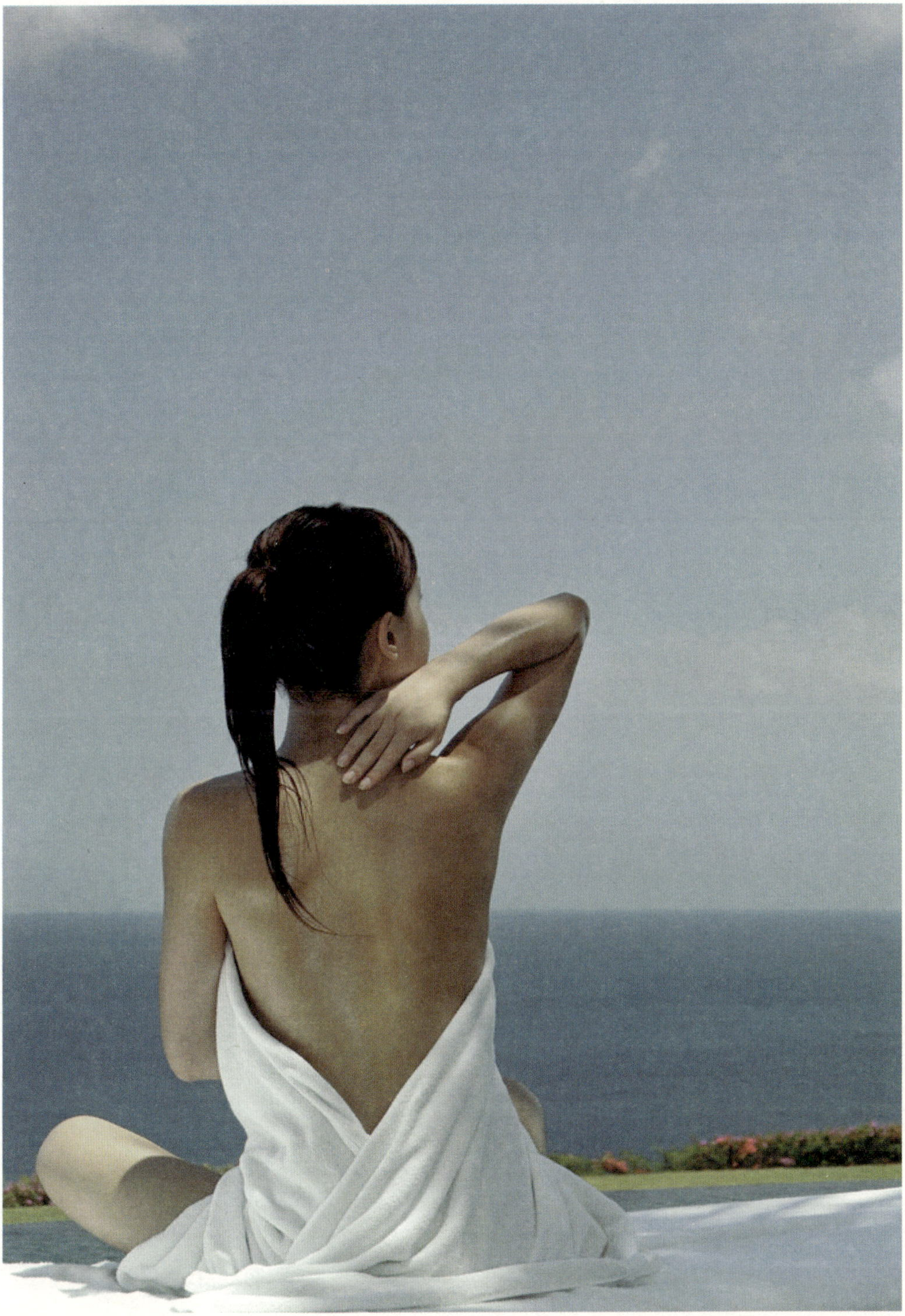

脊柱拉伸式

这个体式是相对来说是最简单的体式，但是对于整条脊柱的拉伸和四肢的伸展却有很大的帮助；

双脚分开同肩宽的距离，脚趾朝前；

吸气，伸直双手手肘，抬双手举过头顶；

呼气时将手臂收紧，大臂尽可能贴靠向耳朵，掌心向前；

再次深吸气，抬双脚跟离开垫子，小腿、大腿和臀部的肌肉收紧，保持身体的稳定，重心在前脚掌上，呼吸几组保持；

呼气时先放落双脚落地，放落双手回到身体两侧，自然放松，肩部松弛下沉。

喷泉式

我们对髋关节的活动将持续整个妊娠期。这源于我们在前面谈过的妊娠先知中关于骨盆的关注，对盆腔的滋养往往会带给无论是否妊娠都有的诸多益处。它通过活动大腿根部的肌肉、韧带，盆腔的活跃程度；由于这个体式为倒立体式，血液会充分流向盆腔、腹脏，帮助预防、改善妊娠中后期出现的静脉曲张；此外，与所有的倒立动作相同，它可以帮助促进身体毒素的排出。

喷泉式顾名思义，体式形似喷泉，在瑜伽的教授中常常用于帮助初级学员辅助打开髋关节。但这并不意味着这个体式没有任何伤害，在自己感觉舒适的程度上练习，当感觉酸麻时保持顺畅的呼吸，一旦出现撕扯疼痛时，马上回复并拢双腿休息。

仰卧在地板或者床上，抬腿并拢在一起，将臀部移动到靠墙边的位置；

将双腿伸直，尽量将双腿后侧贴住墙面；

深吸气，呼气时双腿向两侧分开，脚尖可以绷紧帮助保持双腿笔直。在熟练练习后，脚腕则放松，脚跟贴墙，绷直双腿分开；

完成三到四组后，再次呼气双腿分开保持，伴随自己的呼吸，逐渐放松双腿，感受每次呼气时髋关节的充分扩张，双腿打开幅度加大；

当感觉酸麻感消失，肢端渐渐失去知觉，即深吸气，将双腿收回并拢，呼气时双膝完全放松；

再推动身体向后，双腿从一侧放回到地面上，仰卧放松。

除了以上的基础瑜伽体式，你还可以选择慢走、伸展、静坐、舒缓舞步等有氧运动，这些运动不会对关节产生过大的压力，还可以改善健康状况，增加氧耗量，对妊娠期女性而言是更安全的运动。

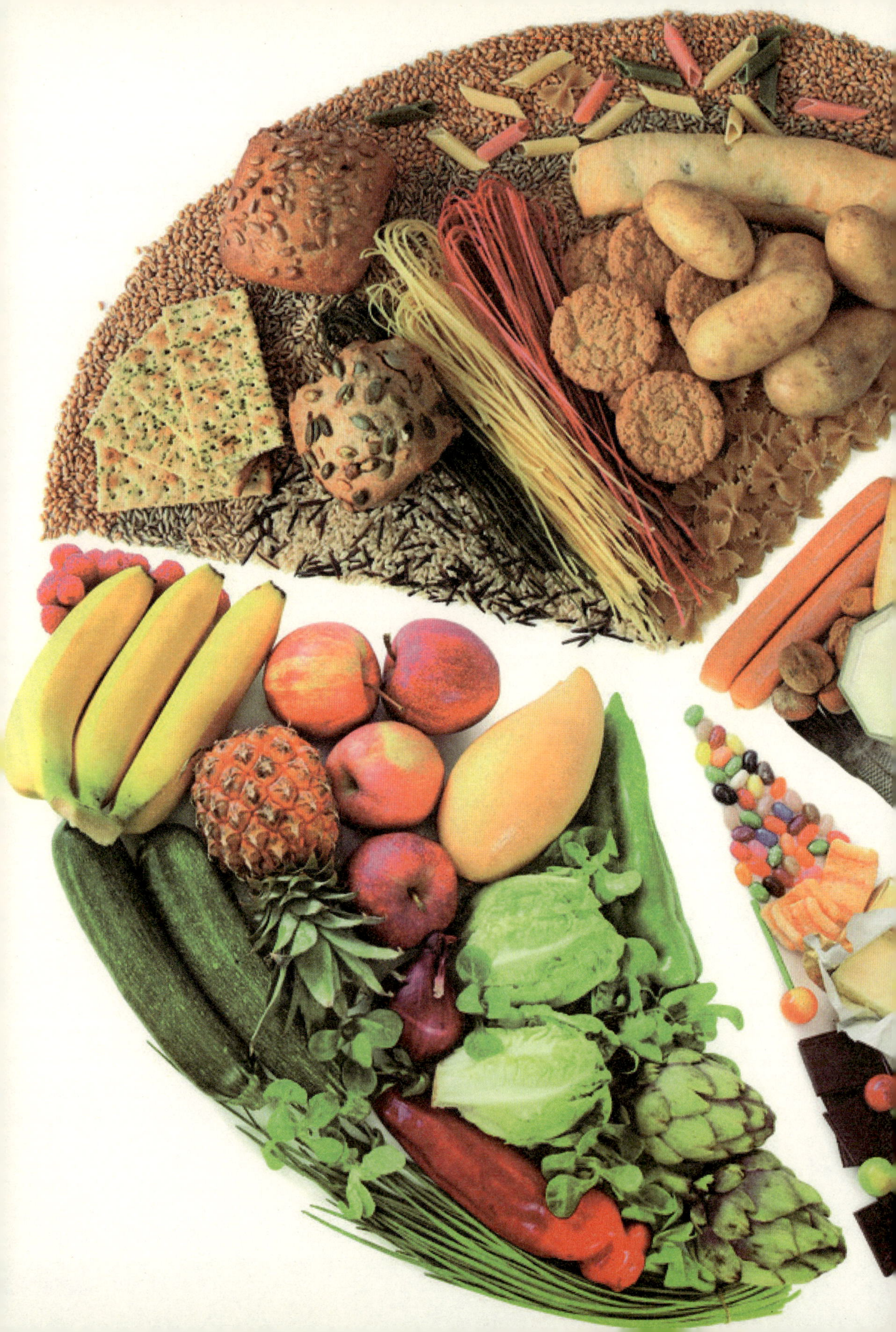

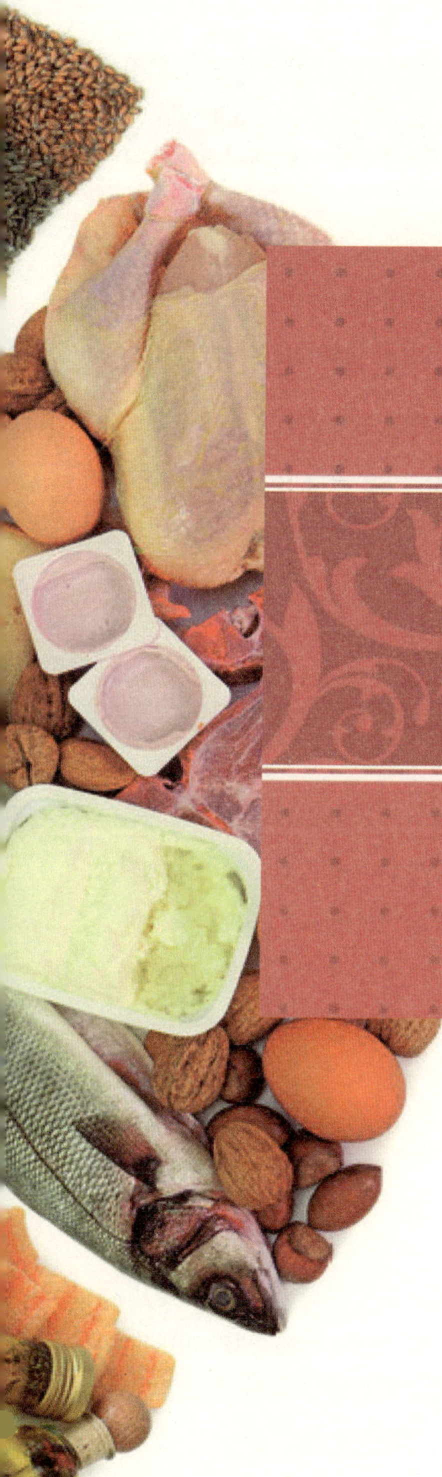

第三章
孕期第三味

感受妊娠每一刻
——计划准妈妈的幸福味

1 孕前排毒与调补——先排毒 后调补

你一定听说过有肌肤问题的一定要排毒，体态浮肿、肥胖的人也要排毒，便秘的人要排毒才会帮助肠道蠕动，降低肠癌的发生率。如果你看的保健养生书更多一些，你还会知道癌症病人也应该排毒。那么，现在让我问问你，你知道怀孕前也应该排毒吗?

许多在计划怀孕前的妈妈们都知道要不断进补来调理身体，因为这是许多年来我们的传统认知。在过去，计划怀孕的女人们需要进补补益气血、大量蛋白质的食物。无论现在的食物和补品如何更改配方，我们都始终认为“补”是孕前孕后的重中之重。过去的理论是否适用于如今?在提倡国学、国医的今天，如何了解我们的身体变化及内在需要?为什么在这本书中，将排毒作为孕产前的重中之重，而不是进补呢?

在过去，我们的生活资源不如现在丰富，蔬菜、蛋肉、水果、营养品等都无法满足日常所需。可是那时候，我们吃的食物中没有含大量的化学重金属物质，没有改变它们的生长成熟规律，没有给牲畜禽鸟注射激素，我们甚至也没有给果树喷洒这么复杂的农药、催熟素。现在，当食物的成熟期被人为缩短，其中所含的营养素含量也被缩小；果蔬因为催熟与杀虫剂，所以成熟的果实中往往含有除了营养素之外的其他多种反营养物质；当我们日常所食中往往高脂高钠，喜欢口感易嚼的食物，并由此成为长期的饮食习惯，于是体内环境在多种不良因素的培养下逐渐变得污浊。来自外界的环境、精神压力同样会加速自由基等不良物质的产生。

你知道吗?此时的盲目进补，不仅会造成毒素的排出出现阻碍，甚至可能会让营养品变成毒素囤积在体内，在妊娠期伤害你腹中的宝宝。所以现在让我们再回头看看，是不是排毒应该属于任何人都做的自我保护呢?

在前面，你已经了解到你的身体对于宝宝来说如此重要，所以不要只将你的身体当做营养供给而忽视它还会带去的毒素渗透。妊娠前的排毒之所以作为本书的要点，计划怀孕的重中之重，是因为我希望你们能最大限度的保护好你们的身体，给宝宝一个最佳、最洁净的孕育环境，最大限度的降低先天不足的几率，让你的宝宝可以更优的享受成长中的快乐，也让你享受妊娠时的快乐和以后的亲子之情。现在让我们先了解囤积在我们体内的毒素来自何处，又该如何应对。

1. 水之毒

占我们身体三分之二的水，在每24小时后通过尿液、皮肤蒸发、呼吸、粪便等排出2.8升。也就是说即使通过新陈代谢及食物补给，我们还需要另外补充水分大约1.5升。新陈代谢虽然会产生水，同样也会产生废物和毒素。水在我们的体内具有许多重要的作用，而营养素的运送及代谢产物、毒素的运输也经由水来运输，这些毒素与从口中摄取的毒素一起经过肾脏的解毒。此时水又可以稀释血液，降低血液中有毒物质的浓度，减少肾脏负担。但是如果你的饮水中含有大量不洁污染物，那么不仅不会减少肾脏负担，反而会增加你的肾脏负担，造成肾脏疾病的高发。对于肾脏处于高负担期的妊娠期女性，更应注意对减少水中不良物质的伤害。

近年来，伴随着水资源的匮乏，我们开始关注绿色、环保、资源的循环利用。同时，我们也看到了水污染逐渐加重。人口增加、工业发展、城市的逐渐扩大，带来的是植被的减少和水源浪费、污染的加重。无论在国内、国外，因为污染地下水和土壤而造成附近居民患癌症的消息屡见不鲜；城市中自来水管道的老化，常常让处理过后的自来水受到再次污染，当从我们自来水管中流出来的时候，已经没人多少人敢喝了；许多城市周边的工

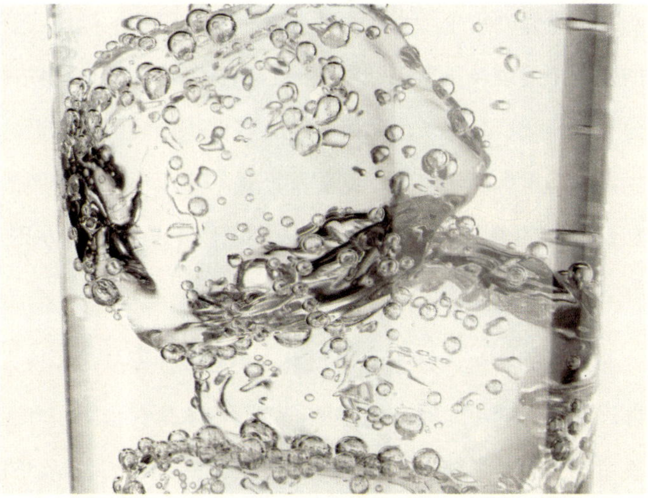

厂，将没有处理过的污水直接倒入饮用水源中，造成大面积的水源污染，导致整个生态平衡被破坏，湖泊富氧化，河川污浊及枯竭，对可饮用水和公众健康生活、环境影响日趋明显。根据民间环保组织的调查，我们赖以生存的水源几乎受到不同程度的污染，这些污染将提高患肝癌、糖尿病、心脑血管疾病、甲状腺肿大等慢性疾病的发生，重金属残留体内造成对大脑损伤，将使记忆力衰退并导致内分泌系统紊乱，近期关于临床医学报告中，将水源中的重金属作为脑部损伤的主要致病因之一，可见水污染对我们的身体健康有多大的影响。

导致癌症的水

癌症现在已经成为许多现代人罹患的常见疾病。你可能会常常听父母、朋友说他们的某个朋友或是你们共同认识的某个人患上癌症了。为什么现在癌症如此广泛？为什么它这样轻易地就侵入到我们的身边？导致癌症的原因很多：遗传、压力、内分泌紊乱等，这些是都外在的因素，但是最为影响我们患癌症几率的内在因素是饮食、生活习惯和体内自由基水平。在许多研究中发现，每个人的身上都携带着可能致癌的基因，但是这个基因是否表达出来使得我们患上癌症，还是由出生后长期的饮食、生活习惯和压力应对来决定。

作为我们一生所依赖的经口水源，在进入我们身体后有着最广泛的作用。它深入到我们身体的每个细胞，影响着我们身体细胞的健康。在日本的一项对细胞周围水分子的研究中发现，正常细胞周围的水构造和排列都是有秩序的，而不健康的细胞周围的水分子则紊乱。从另一个角度来说，在保护遗传因子方面，水分子的紊乱导致了癌症的发生。带着重金属污染的水则更加严重，不仅不会对细胞的健康起到维护作用，还引诱、加重细胞的恶化。所以当你每天喝着看不见污染的水时，就是在给自己的癌细胞喂营养，让它们发育壮大，然后让你患上癌症。

作为即将进入妊娠期的妈妈，更应该注重从口中进入到我们身体的水会对我们的身体产生的影响。尤其在妊娠期，定时饮水是保证妈妈和宝宝健康的必要条件，而水中的重金属会通过胎盘到达胎儿。所以，从现在开始，拿着你的杯子，让我们来正确喝水。

少喝纯净水

在我早期学习的时候，我的一个老师给我们讲过一个真实的事情：一对在医院工作的夫妻，知道干净的水对孩子的来说很重要，于是他们从小给孩子只要是和水有关的，都用医院里的蒸馏水来喂养，可是孩子没活到1岁就夭折了。为什么会这样呢?

许多人认为饮用水如果是纯净水的话，那么就健康了。其实，纯净水并不是最佳饮水。当然，如果比起满是污染物的脏水来说，纯净水确实显得要干净许多。它之所以纯净，就是将水中无论好坏的物质都去除了，这样的“纯水”往往不含有对人体有益的矿物质。而对我们身体有益的一些微量矿物元素，例如镁、磷等，这些元素的日常摄取往往来自于我们的饮水当中。近几年广泛提到的体内酸化，除了饮食中过多的动物蛋白和脂肪外，还有就是膳食纤维及矿物质摄取的减少。酸性体质在很早前就有了研究，科学家们认为酸性体质的人更易老化，耐受度低。他们容易失去对情绪的控制及调整能力，焦虑、心神不安，甚至是失眠。到了现在，体内呈酸性则被认为更易患癌症。当体液在6.95左右的时候，就可以被认为是易患癌的体质。现在你应该明白了，为什么开始那个才出生几个月的宝宝会夭折，这是因为过于纯净的水不含有任何矿物质，不会对刚出生的婴儿起到促进发育的作用。而水中含有微量的不健康的因子，会刺激人体免疫系统的活跃。

所以，当任何一个事情走到极端的时候就会产生反作用的危害。在此，我也希望即将走进妊娠期的妈妈们，不要因为太过紧张而过于苛责在细微末节上的事情，这样往往会让我们走向情绪和生理的极端，让我们和宝宝的身心都受到巨大的不良影响。

如何正确喝水

从现在开始，为了你的健康，我们要学会找到正确的喝水方式。

除了我们平时吃的水果、汤汁，另外要喝的水应该是含有矿物质的没有任何添加剂的水。它不应该像可乐一样含有甜味、色素和高磷，也不应该是装在瓶子中的颜色鲜艳的，标签上写着多种奇妙水果口味的果汁，还不应该是无色的含有水果味的矿物饮品。

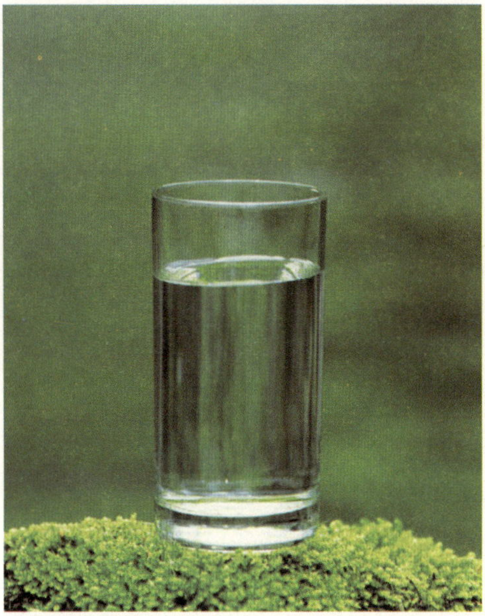

在妊娠前、妊娠中，我们常常建议告别超市里的饮品，选择含有矿物质的天然矿泉水。这种没有任何口感的矿泉水来自值得信任的厂家和泉源地。如果你喜欢喝茶，那么可以将茶叶放少一些，如果你喜欢喝咖啡，那么我建议你在这个重要时期戒除，为了你的长久健康，我建议你逐渐脱离咖啡带来的提神依赖，转为生理的自然抗压。

对于进入准备进入妊娠期的妈妈们的早期水疗排毒，我们建议在选择好你的矿泉水后，养成定时喝水的习惯。不要等到口渴的时候才喝水，在每天固定的两个点喝水你将获得最佳的排毒效益：

早晨起床后空腹饮水500毫升；温水或蜂蜜水；不要一口饮尽，分五次饮用完。

晚上临睡前1个小时饮水500毫升；温水；缓慢饮完。

其他的时间也要有时常饮水的习惯，因为在孕前期，通过水分将血液充分稀释以促进代谢毒素的排出。

2. 食之毒

吃也有毒？在过去这只能在电影里的武侠片里看到的在食物中下毒的场面，现在已经变相的成为了我们日常生活的必经之事。

流行病学调查发现，许多慢性疾病和急性消化系统疾病大多与我们日常的饮食、生活习惯、口味偏好有关。食物在我们日常生活中扮演着一个广泛而平常的角色，同时它

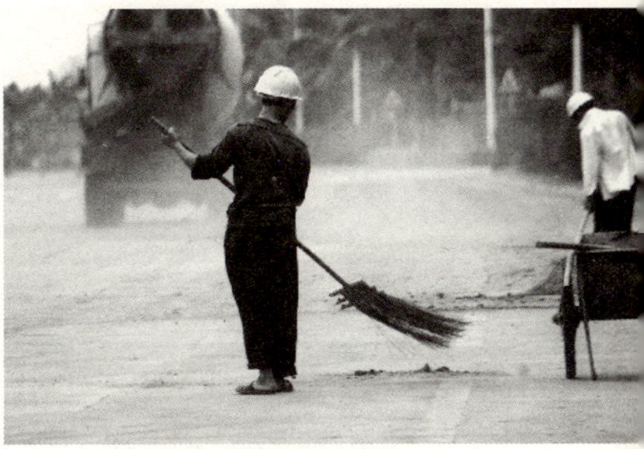

也是我们最容易忽视的毒素来源。伴随着经济发展及食物变迁，我们的膳食结构已经发生改变，脂肪与蛋白质的比例逐渐升高。当日常膳食中脂类、蛋白质及精致碳水化合物摄取过量时，会对内分泌系统造成诸多不良影响，这也仅仅是从营养素过量效应带来的负效应，更不要提我们食物中含有的化学物质、对重金属的富集和食物运输储存中的污染了。膳食纤维及维生素、矿物质的摄取趋于劣质化、贫乏化。缺乏来自食物的天然营养物质会引起身体对免疫系统的失控，对于一些疾病的产生就会出现不能识别，早期抑制的作用。虽然越来越多的人开始有了改变膳食的意愿，但是当面对着媒体与某些研究者所谓的“最健康食物排行”的公布，这些人往往放弃改变膳食结构的想法，转为对这些食物和保健品带来健康的幻想。

事实上，无论现在有多少保健书籍的出版，现在人们的饮食根本还停留在高油、高脂、精致碳水化合物、低纤维与加工食品的饮食方式上。只要没有任何消化性疾病，我们身体新陈代谢的每个细胞都是从食物而来，换个角度说，当我们吃的是干净和健康的食物，那么我们身体的每个细胞都是健康的，你的肌肤同样可以表现出最佳的健康光泽；如果你吃的食物是脏的，含有许多反营养物质和污染物，那么你的身体就是一个垃圾场，又怎么能让你的肌肤展现出健康的光泽?

食物之毒来自何处:

1:高脂、高蛋白饮食

在过去，我们认为高脂、高蛋白意味着更富足、更营养的生活。而伴随着“第七营养素”膳食纤维和酸性体质与癌症关联的深入研究，高脂、高蛋白饮食被打入冷宫。在许多研究和热门书籍中谈到的酸性体质，热衷于将这种膳食结构归类为慢性疾病的诱

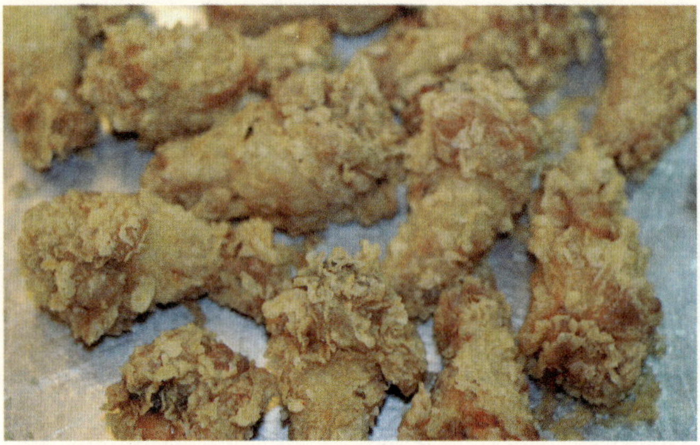

因，而实际上，这并不仅仅是体液呈酸性带来的危害，要改善酸性体质，也不是光靠喝碱性水和一两杯膳食纤维冲剂就可以做到的。

大多数时候，在没有正确的饮食习惯引导下，进食的食物中含有过多的蛋白质、脂肪， 会延长我们胃肠道排空的时间，这也就意味着身体需要更多的气血来补给到对食物营养成分的分解、消化和毒素的排泄。而在这个延长的时间中，毒素滞留于体内的时间也会相应增加，使得健康的细胞更易受到毒素附着、酸碱失衡，造成免疫力的下降。同样的现象也存在于长期饱受压力而造成的夜间喜欢进食人当中。夜间喜欢进食的人，往往使得身体在本该修复的时间里承担了过多消化的负担，于是身体修复在无法进行的状况下，反而要消耗身体潜能去做本不该做的工作，这无异于饮鸩止渴。调动身体的储存潜能来做对食物消耗的工作，会大大降低机体受到攻击时，尤其是对癌细胞吞噬的自我保护效应。这也是为什么大多熬夜、长期不良生活习惯的人在重病前来时，无论精神或者机体对疾病的反击都已近崩溃的原因；此外，选择不当减肥方法及食谱进行瘦身的人，在体重表面减少的同时，让更多的药物及有害物质残留在体内，健康的细胞在这样的环境中被浸淫成为导致多种疾病产生的源头。这是一种连锁反应，一旦你开启对第一个细胞的有害物质供给，那么它会将有害物质输送给周围的健康细胞，然后破坏掉整个器官的机能。

所以，不要认为食物之毒只是来自毒蘑菇和被污染的食物，不健康的膳食方式同样是食物毒素的来源，只是它潜伏得更深，发作的更缓慢，让你不知不觉罢了。

计划怀孕的妈妈们，在这个时候，问问你们自己“我这样不健康进食、吃饭不规律，常常吃夜宵和沉迷零食中有多久了？”如果你发现你拥有的一段并不值得骄傲的历史的话，那么没关系，我们还有机会做出补救。先不要着急进补那些妈妈经里的大补之物，让我们先从不好的饮食习惯中脱离出来，开始进入对身体和情绪产生积极作用的膳食方式中去，因为你要知道，妈妈们是宝宝一切先天的源泉，当你自己都可以好好吃饭，健康生活，那么怎么还会害怕出生后的宝宝不好好吃饭，在成长中受到一点点伤害就会饱受困苦呢?

所以，不要以为加了毒的食物才是毒。高脂、高蛋白膳食方式同样是对健康的毒!

2:不良饮食习惯

在晚上7点后的饮食会加速肌肤衰老，提高得肠道疾病的几率；晚间的零食是健康的杀手，尤其是油炸、甜腻和咸甜口味掺杂的加工食品，它们含有更多的反营养物质，并让身体消耗更多的能量，产生更多的自由基。它们更容易产生毒素堆积在肠道中，容易引起便秘和腹胀气，长期如此则造成肠癌的发生；晚上较少的水分摄入和膳食纤维，会加剧这些不健康食物的毒害，即便你摄取了足量的水分和膳食纤维，也仅仅是对你的肠道健康起到辅助作用，自由基的产生和衰老的加速则无可避免。

现在你知道为什么我说不良的饮食习惯是你的食物之毒了。即便你晚上食用有机蔬菜、有机肉和橄榄油烹调的食物，只要是在夜间，都将消耗你的身体潜能来作为食物消化的能量浪费。我们的大脑在对这样的生活习性习形成之后，一旦停止在这个时间段停止进食，就容易产生倦怠感及对食物的渴求，甚至出现疲乏和焦躁。这是因为你的大脑已经习惯了这种得不偿失的消耗，但大部分人反而以为这样改变习惯是不对的，因为身体在“抗议”了。事实却是你的大脑在被欺骗之后，学会欺骗了你。现在看来，是不是我们自己伤害了自己呢?

同样的现象存在于具有不自然甜味和非天然色泽的饮料，从可乐、瓶装果汁、加糖和调味剂的饮品，这些饮料中同样含有多种反营养物质，加剧自由基对身体的伤害。而咖啡和浓茶虽然含有天然的色泽及口感，但是其中的营养素含量则无法匹敌其中的利尿和影像神经成分，在夜间和白天的长期饮用将会积累出你内分泌失调的紊乱的现象。

改变你的饮食习惯，是我能够给予你的唯一建议。无论是时尚杂志还是网站，无论它们告诉你有多少个办法可以帮助你降低这种不良习惯的伤害，无论告诉你使用或者服用任何帮助你减少自由基的护肤品、营养品，它们都不能从根源上帮助你恢复健康，也无法弥补这些已发伤害造成的缺陷。

这是一种悲观的论调，但却是让你获得健康与美丽的最优质、最高性价的真实建议。

对于即将进入妊娠期的你，更应该改变过去的不良膳食习惯。现在，你不再是一个享受口味而任由食物伤害你的个体。你即将成为一个母亲，一个腹中孕育10个月新生命的母体。所以你的身体必须是一个近乎洁净的，为新生命负责的母体。其实，你不需要担心自己需要花多少钱去购买营养品，你也不需要精打细算你的孕产开销。只要你做好健康膳食第一步，那么你就能为这次妊娠大大节约开销并显著提高你宝宝的生命质量。

你是否感到紧张？是否为即将成为一个母亲手足无措？是否不知道作为一个母亲要担负怎样的责任？让我们一起来改善我们的膳食、生活习惯吧，这就是你开始为宝宝负责任的开始了！

3:被污染的食物

你现在买来的蔬菜和水果还敢不用清水冲洗一下就吃吗？

现代种植方式改变了我们的生活，让我们在一年四季都可以吃到种类丰富的水果和蔬菜。甚至来自地球另一边的从来没有见过的水果、蔬菜、肉类、调味品都可以在超市里买到。这是现代生活的便利，你或许会享受在这种便利带来的快感中，也可以认为购买这样的食物是一种生活品质的象征。而对于你的身体，恐怕它并不讲究生活品质的象征。

你在水果摊、超市中看到的鲜艳色泽的水果，它们整齐地摆放在架子上，甚至形状都没有什么区别。想想我们俗知的话“世界上没有相同的两片叶子”。那么再看看我们的水果，难道它们是被橡皮泥捏出来的吗？

同样的事情发生在蔬菜上。所有的蔬菜都是均匀鲜艳的色泽，甚至形状是我们过去买到蔬菜的几倍大。在环境污染逐渐加重，气候异常变化的今天，源于大自然的植物还是这样鲜艳外貌，实在让人感觉有些诡异了，不是么?

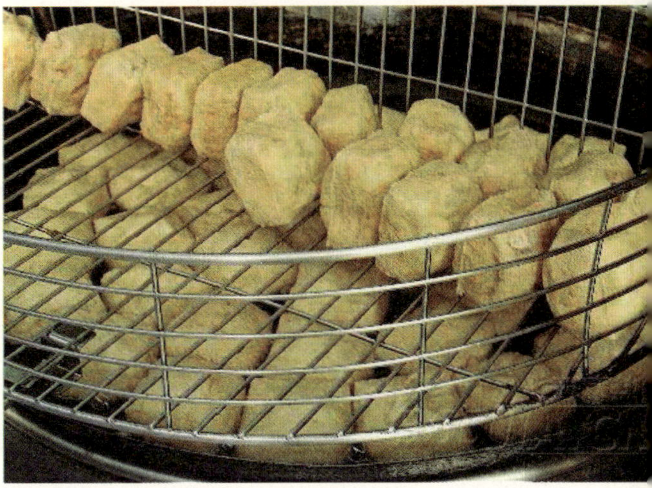

而肉类，除了我们常常听说的注水猪肉外，还有猪肉精、精饲料催肥、亚硝酸盐和色素。至于加工后的肉类食物在储存中受到腐败菌、病菌污染，则是导致我们得胃肠道疾病的来源之一。肉类腐败后产生的细菌可以多达数千万个，而许多细菌通过普通的烹调方式则无法杀灭。这些肉类中还含有较多的抗生素，使得其中的有害菌在抗生素的催化下变成耐药菌株，造成食物中毒的发生。你无法看到你所吃到的加工肉制品的原来是什么样子，你也不知道它们在加工中添加了什么。许多无良的养殖加工企业，在养殖时添加促进牲畜发育的类固醇激素，长期食用这些肉类的人则容易出现激素异常的反应，并且促使激素类癌症的发生，如前列腺癌、乳癌等。如果母体存在类激素水平偏高，则会对胎儿的发育和出生后的健康有很大不良影响。在许多研究中发现，喜食肉类及肉制品的小孩，智力水平会比对照组偏低，情绪不稳定，容易暴躁，肥胖率较高。即便如此，你还是可以再零食中看到肉制品充斥着货架，尽管许多大人都知道亚硝酸盐是公认的致癌物，但是仍旧有许多肉制品还会打着绿色食品的标签出现在我们眼中，成为孩子甚至是大人口中的消遣食品。因为他们以为因为绿色食品的标签，所以就健康了。

但是，你的绿色不是他们的绿色!

所以，无论是在种植中受到污水、病虫害、掺假、运输污染、加工或是添加了任何东西非天然物质，对身体造成负担，促使自由基大量产生的食物，都被我称为被污染的食物。

这些被污染的食物，少量的可以通过清洁方式、改良来减少，不被我们吃到口中。而大部分的污染物则会被我们吃到口中，比如重金属物质，它们大多为脂溶性，进入身体后会囤积在脂肪中，难以被肝脏解毒后排出体外。长久下去，则会引起癌症、智力衰退等诸多严重疾病，很难被治愈。

这些物质也会被母体输送到胎儿那里去。所以你现在知道了，为什么你一定要先排毒，才可以进补。因为当你的体内含有许多有害物质的时候，进补的东西不但难以被身体吸收，甚至会成为另一种“毒素”，增加身体负担，加快机体老化，影响胎儿发育！

3. 精神毒素

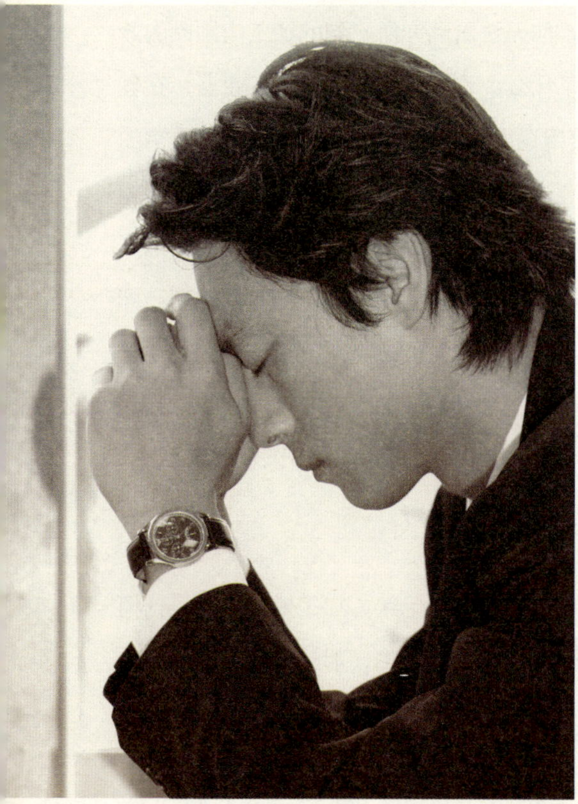

哦，精神毒素？

你或许充满了疑问，“什么是精神毒素？”让我们换个角度，举另外一个例子：生理期。

现代生活给予我们的除了快节奏的生活、丰富的享乐内容之外，还有就是来自精神的压力和不良情绪。生理期的女性前出现的一系列问题，都被称为PMS（经前综合征），是极为常见的生理现象。许多女性都发觉自己在这个阶段中出现包括抑郁、紧张、头疼、乳房敏感、水肿、胀痛、易怒和精力差等情况，一般出现在经前一周，在经期过后可迅速缓解，由此可见它与女性激素水平的改变密切相关。只要激素水平恢复到正常水平，那么就不需要有太多担心。经期时易怒、烦躁、失眠和呼吸困难，这些都会出现，但是体质越弱，精神压力越大的人，表现的征兆则更加严重。这些征兆会通过失眠，作用于身体修复滞缓来影响内分泌系统，造成更多的健康问题出现，肌肤问题只是其中最微不足道的表现之一。当内分泌系统受到持续的影响趋于紊乱，那么就再反作用回神经系统，加剧情绪起伏，你的失眠就更加严重。这是生理与心理的相互作用，我们不得不及时阻止它们的相互催化，以避免体质下降的同时出现严重的心理问题。

其实，这应该是由生理造成的精神毒素产出，但我们想想，我们何时变得如此脆弱？何时开始失去对自己生活的控制？又在何时变得如此混乱，充满失望？我们任由太多的外界的因素干扰我们，使我们陷入无尽的纠缠中。你是否常常问自己“我该怎么办？”而不是说“好好休息，让我醒来时解决这个小问题”。记得很早前，就有一句话“这是一个信仰缺失的时代”。是的，我们对自我的信仰渐渐丧失在物质的欲求中，而将自己最真实的身体遗忘。

确切而言，精神可以产生愉悦的抗衰老因子，也会产生加速衰老和体内毒素堆积的因子，这都在于你的一念之间。所以作为一个即将妊娠的妈妈，你的精神毒素会积累于体内影响你腹中胎儿的生理和心理健康。你希望宝宝和你一样漂亮吗？希望你的宝宝在孕育着快乐的母体中茁壮长大吗？如果希望他健康快乐，你就应该是健康快乐的。是他们的源泉，他将继承你的幸福，并将其发扬光大。

在后面的内容中，我将告诉你如何进行这些毒素的排解。但是在这里需要说明的是：毒素的堆积并非来源于水、食物或是精神压力，它们真正来源于你的内在，来源于你长期的不良饮食、生活和压力应对习惯。

改变你的饮食、生活和压力意识，才是排出毒素的关键。

排毒当先，妊娠关键

水毒排解法

当我们的体内充满了水，那么这些水就担负了运送营养成分并运走代谢产物进行解毒的任务。单如果这些水中本身就含有了毒素，那么你又怎么要求这些水运走代谢废物呢？同样，如果你期望仅仅通过干净的水来进行排解积蓄下来的体内毒素，这同样是不可能的。就如同生锈的水管，自来水通过并不会将这些水锈带走，反而可能被污染后增加解毒的负担。所以此时，我们需要一些除锈剂来帮助这些水锈溶入水中并排出体外。这些“体内除锈剂”来自于具有安全和必要性的营养补充剂。

1:万能维他命C

你应该对维他命C非常了解了吧？注重保养、美容的妈妈们应该随时随地都会注意到维他命C的存在，尤其是护肤品中的美白成分——左旋维C。在皮肤医学中，维他命C被作为安全应用的美白成分。许多的杂志、网站也都乐于在夏季护肤专题中反复提及维他命C来作为他们的建议。你或许知道樱桃、橘子、番茄中含有不少的维他命C。或许你还知道水溶性维他命C已经成为最广泛销售和服用的营养补充剂，它除了所谓的美容效果外，对于辅助治疗早期感冒也极具口碑。这是因为它除了水溶性外，还有就是它具有的保护细胞、解毒、抗氧化的作用，通过促进淋巴母细胞的生成而提高人体免疫力。所以你可以看到许多果汁饮料、感冒药中常常会有维他命C的身影。

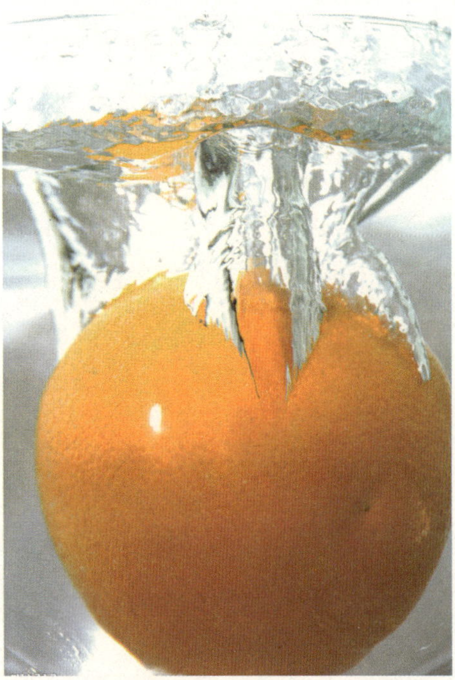

我们选择维他命C作为水毒排解法中的“除锈剂”之一，用于辅助帮助体内重金属如铅、铬等的解毒，这些毒素容易沉积在脂肪组织较多的地方，所以大脑就成为我们常见的重金属毒素损伤部位；其次，许多临床研究发现：静脉注射维他命C可以治疗绝大多数病毒感染的疾病，许多慢性疾病同样也会在安全剂量的维他命C辅助下得到显著改善。

但是你又不需要过多地为维他命C是否影响健康而操心。因为它属于水溶性维他命，所以只要不是短时间内超高剂量的服用，就不会对身体产生毒副作用，而当我们的身体需要量得到满足后，多余剂量的维他命C会伴随着身体的排泄而到达体外，不会积蓄在体内。

现在，你是否准备好购买维他命C来为你的身体“除锈”了呢？不要着急，让我们先了解下，怎么服用维他命C才可以起到最佳的“除锈”效果。

早晨起床空腹时是身体在夜间进行修复后，产生毒素达到峰值的时刻。此时缓慢的饮用纯净水可以稀释这些毒素的堆积，同时唤醒我们的身体机能渐渐进入运作时段。这也是我在前面提到的晨间饮水排毒的原因之一，而另外一个目的就是为了让后面维他命C的清洁力达到最佳。

在晨间空腹的第一杯洁净之水（矿泉水或纯净水都可）带动水分在体内的运行，然后我们就可以开始一天的第一次排毒了。

在距第一杯水大约15分钟后，你可以服用200毫克的天然维他命C和500毫升的洁净之水，适当的温和运动可以帮助更好的让维他命C起到排毒作用，尤其对淋巴腺有挤压作用的运动，可以让毒素的排除更加彻底。

在服用完维他命C后15分钟即可进食早餐，但是这次晨间排毒还没有完哦！早餐后半小时吃一个富含果胶的水果非常重要！它们其中的膳食纤维可以吸附肠道毒素、重金属，调节血脂，这样的水果比如苹果、柑橘、香蕉类，它们不仅富含膳食纤维，还含有矿物质和其他维他命，这些营养成分对于排毒后的机体补给非常重要。任何毒素的排除都将引起身体的应激反应，这种反应是机能趋于良好的反应，但是表现出来的征兆却不

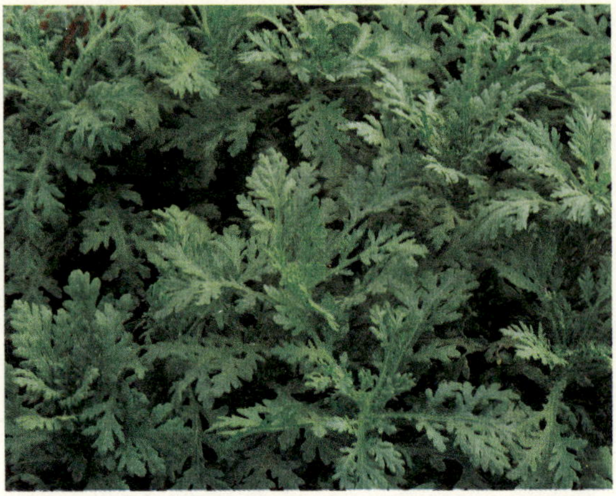

一定是好的。就像抽烟的人，在戒烟的初期会出现困顿、流鼻涕、甚至容易感冒，这是因为身体机能在脱离了高度的依赖后回落到低谷时的短暂免疫力下降，机能会逐渐恢复到正常水平，免疫力就会重新提高，将远远高于戒烟前！

所以排毒同时的营养补充也是信念的树立，让我们有更多的体力和精力去应对一切困难。

2：补氧叶绿素

补充氧气其实并不是最佳的说法。其实补充氧气的任何说法只要建立在美容上，就都不够正确。

我们的衰老、机能的退化、慢性疾病的发生与自由基的关联已为美容、抗衰老、预防科医师所认可。氧气赋予我们能量的来源，同样在能量释放的同时，一些副产物出现，而机体在分解食物并让身体吸收的时候也会出现副产物，这些副产物就包含了自由基。实际上，自由基就是氧气进入身体的必然结果，我们一生都无法避免自由基的伤害。换个角度说，我们平时产生的自由基就已经够多了，我们的身体应付起来就有些困难了，为什么我们还要通过护肤品来增加氧气？

所谓含有抗氧化成分的护肤品本身就是为了清除氧气的副作用，那么所谓补氧的护肤品到底是为了增加自由基，还是为了抗衰老？

现在你明白，我们平时面对的商业谎言已经够多了，如果你不够了解其中的奥秘，你可能就会浪费大量的金钱去购买效果相反的东西，至少也是买了性价比最低的东西！

所以我要说的叶绿素并不是为了补充氧气，而是为了增加我们对体内氧气的利用率。如你所知，氧气是我们身体最为重要的能量来源，没有氧气就会导致生命的死亡。但是伴随着环境恶化、膳食、生活运动习惯和自然衰老的存在，我们体内对于氧气的利用率降低，必然会加快呼吸的频率，其结果就是自由基的产生成倍增加。为此，许多科学家从临床研究、营养素研究、瑜伽等当中去寻找让我们更加充分利用氧气的途径，所以你现在知道，叶绿素是我们轻而易举得到的最优、最廉价氧气助剂；你也知道了瑜伽中的腹式呼吸是我们可以自主控制自由基产生的最佳生活习惯。对于即将进入妊娠期的妈妈们，前期的排毒及增加血液的携氧量对于妊娠具有明显的健康辅助作用，同样对成功受孕及健康妊娠具有重要意义。现在，让我们先来了解叶绿素为我们提供水排毒素的叶绿素，如何服用来帮助我们净化血液及身体。

营养学专家们发现，叶绿素除了具有人体红血球分子类似的结构之外，还可以除去杀虫剂与药物残渣的毒素，并能与辐射性物质结合而将之排出体外。这两个特性让服用叶绿素的人血球计数增加，血液得到净化，帮助积蓄在体内的毒素排出体外，从而让血液循环更加充分、流畅，血液中的氧气得到充分的利用。

服用叶绿素不同于维他命C，它属于脂溶性色素。一般来说，最为常见的叶绿素补充剂螺旋藻应在饭后服用，而蔬菜中含有丰富的叶绿素，这些则是进食时尽量摄取即可。

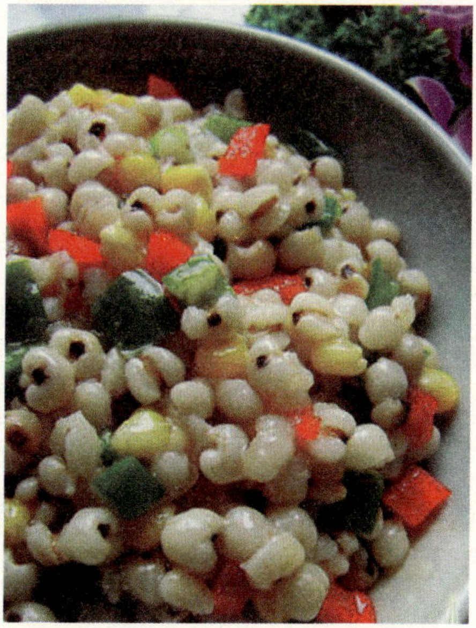

其实，最廉价、常见的叶绿素来源就是绿叶蔬菜。但是在烹调时，过高温度的加热和杀菌会让叶绿素大量流失。在准备进入妊娠期的妈妈们，我还是建议在此强化排毒期间选用叶绿素营养补充剂。最佳的服用时间是在饭后半小时。

现在，你希望成为最佳母体，为你腹中的最佳宝宝提供最佳孕育环境。第一个排毒步骤将是你受用一生的健康方案！现在让我们复习我们的前期水毒排毒两个步骤：

1. 晨间起床第一杯水后15分钟，服用200毫克的天然维他命C和500毫升的洁净之水；

2. 晚餐后半个小时，服用至少4粒和500毫升的洁净之水。

这个方案至少持续两个月，甚至可以成为你以后长期的营养补充方案，因为这两种营养素几乎不具备毒副作用。现在，开始你的第一步水毒排除疗程吧！

食毒排解法

比起水毒，新生代的妈妈们应该更了解食毒的来源：从大棚种植、农药喷洒、色素以及污染水源的影响，到上市后使用许多化学物质来储藏、延长保鲜期，这些事情屡见不鲜、广为人知。所以，你对食物应该会更加谨慎、挑剔。但是我不得不说，任何食物都并非完美，也没有任何食物完全健康、绝对纯净。我们对于食物的正确态度应该是：健康的膳食，而非健康的食物。

所以，我们选择的食物排毒法，最基础的步骤就已经在前面的水毒中做了。因为水是运送我们身体营养成分和代谢产物的基质，所以通过水毒排解，我们就可以部分地将食物中的毒素代谢出体外。剩余的部分，则需要我们通过另外的一些成分来辅助进行。

1：膳食纤维

你一定对这个非常耳熟，甚至你可能不需要再阅读以下的内容了。

膳食纤维，在无数减肥、美容的相关信息中反复出现。作为新生代的妈妈，你在没有计划怀孕前就已经从杂志、电视、网络、减肥广告，甚至是超市售货员的口中听到它的名号。如果你进行过相关的了解，那你一定知道膳食纤维是被称为“第七营养素”，具有许多许多传奇作用的营养成分。

但是容我在这里为没有听说过，或者了解不如你一样透彻的人解释下吧。或许你看一看，也会发现一些新的东西。

所谓膳食纤维，其实就是一种结构较为复杂的碳水化合物。它广泛的存在于水果、蔬菜、全谷物等当中。因为它的特性，被分为可溶性膳食纤维和不可溶膳食纤维。让你的口中有较为明显口感的含膳食纤维食物，多是肉眼可见的，为不可溶膳食纤维。就如谷物的麸皮（常被用作全麦面包的添加剂），大豆的皮，蔬菜中的纤维等，这些在你进食的时候会发现咀嚼的时间更长，有粗糙的口感和不易迅速吞咽的口感；在饮料中所谓添加的膳食纤维则为可溶性膳食纤维，你举起瓶子看一看，是不是不会看到纤维装的东西？这种膳食纤维可以是透明的如果冻一样的果胶，也可以是溶在水中你无法看到的低聚果糖，这些膳食纤维不会像白砂糖一样引起血糖的急剧升高，但是它们溶于水中，有的可以增加肠道益生菌的生成，所以它们也是对身体有益的膳食纤维，你可以迅速吞咽，不需要刻意的咀嚼。

膳食纤维的益处在于它不会引起血糖的急剧升高，所以最直接作用就是不会引起糖尿病的几率升高，甚至可以调控血糖，辅助恢复糖尿病人的健康；在血糖负荷理论中，认为积聚的血糖升高不仅会引起糖尿病，同样会造成身体的应激反应，将多余的糖分转化为脂肪储存，所以基于这个理论，减肥食品将其作为食品添加剂，认为可以减少体内糖分转化为脂肪，并且膳食纤维容易产生饱腹感，那么在进食富含膳食纤维的食物后，就会相应减少其他能量来源的摄取，从而控制整体能量的摄入，达到减肥的目的；健康食品则用这个理论，生产帮助减少宿便，帮助促进肠道蠕动、排便的食品；美容食品则用这个理论来劝导爱美的女人们购买他们的产品，不仅可以减肥，也可以帮助排便，减少毒素沉积，最终达到减少肌肤问题发生的目的。

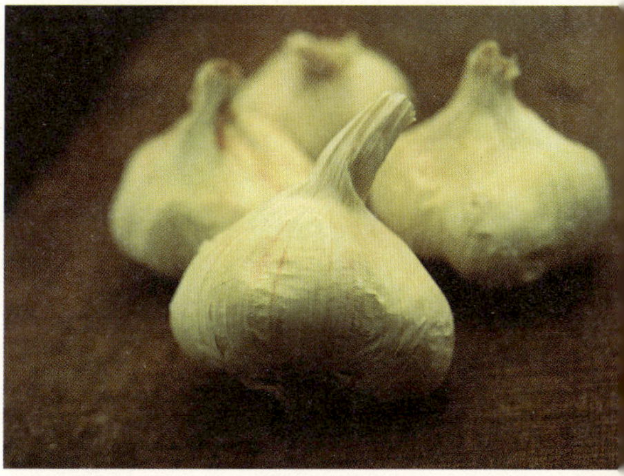

而这最终的一切，都是为了达到销售的目的，这也就是“一人得道，鸡犬升天”的道理。

我并不是说膳食纤维不好，也不是为了让你不去购买富含膳食纤维的食物。但是我问问你，如果一个食品的成分中70%

是对健康无益的成分，20%是有害于健康，而只有10%是对健康有益的膳食纤维，那么你认为你吃这样的食物会达到它们说明书上告诉你的健康值吗?

无论任何产品，它们的膳食纤维都是绝对来源于植物的，你现在为了获得膳食纤维带给你的健康，放弃高性价比、仅含微量无益成分的天然食物，而选择经过机械加工、塑料包装、添加诸多你闻所未闻成分的添加剂成分的食品，真的是在关注你自己的健康吗?

另外，我需要告诉你的是，膳食纤维并非完全有益。当你的摄取量超过健康量的时候，它就会造成其他的问题。在过去，食物并不够丰富的年代，人们摄取大量富含纤维的食物而缺少必要的蛋白质、维生素和矿物质成分，造成体质孱弱，抵抗力下降，易感染等。所以，尽管膳食纤维有益现代人的健康，但也并非越多越好。过多的膳食纤维会造成食物中矿物质成分吸收阻碍，这些元素对我们的健康同样非常重要。

不健康，并非吃得不够、不好，而是因为吃的太偏激、太混乱。这个道理，我希望即将作为妈妈的你明白，也希望你能告诉你的孩子，这对我们长远的健康异常关键!

2:大蒜

你喜欢大蒜吗?

这个在我们中华饮食文化中具有重要地位的调味物之一，似乎不受女人们的热爱。尤其让你吃生大蒜拌的食物，对你来说可能是一种折磨。不过作为一个即将成为妈妈的人，你要为你的宝宝树立一个不挑食、健康饮食的榜样，就应该学着吃大蒜这个非常健康的食物。

在现代医药还不普及的年代，尤其是抗菌消炎药物没有被研发出来的年代，许多传统医学都将大蒜作为一种抗菌、抗病毒和抗霉菌的药剂。中华医学、印度医学等都将大蒜作为最廉价与高效的药使用。在古代印度，它甚至被用来治疗麻疹、毒蛇咬伤、肺炎以及寄生虫病。当我们翻开大蒜的介绍时，会发现如下的说法:

大蒜，百合科，性温，味辛平；入脾、胃、肺经。阴虚火旺及慢性胃炎溃疡病 患者应慎食。作为行滞气，暖脾胃，消症积的大蒜，常常被用于治疗饮食积滞，脘腹冷痛，水肿胀满，泄泻，痢疾等消化肠道疾病。而在现代医学研究中发现，大蒜的抗菌能力不亚于合成药物，并且不会产生耐药性。大蒜可有效抑制和杀死引起肠胃疾病的幽门螺杆菌等细菌病毒，清除肠胃有毒物质，刺激胃肠黏膜，促进食欲、消化。

在关于营养素的研究中发现，蒜苷是大蒜植物化学成分中最重要的成分之一，在拍碎或切开大蒜时，蒜苷酶会将蒜苷转化为具有刺激味道的蒜素，然后蒜素会继续分解生成更多的硫性化合物。它刺激酵素发生作用，从而解除肠道内致癌物质的毒性；此外，它还可以抑制不好的低密度脂蛋白被氧化，所以如今大蒜被发现具有预防癌症、降低肠道癌发生，防治心脑血管疾病，降血压和抗凝血的功效，避免心脑血管中的脂肪沉积，诱导组织内部脂肪代谢，降低胆固醇、血浆浓度，增加微动脉的扩张度，增加血管的通透性，从而抑制血栓的形成和预防动脉硬化。

现在，你知道为什么我要将大蒜作为食毒排解的必要摄取营养素了。无论从中医学到营养学，我们都将大蒜作为促进消化、健脾胃的食物，在被消化吸收的过程中，它有起到了促进血液健康，帮助减少脂肪沉积和抗氧化的功效，最后在我们排泄的肠道中，大蒜素又帮助我们减少肠道有害菌的生成，避免肠道癌的发生。也就是说作为一个食物，它在过程中都为我们提供了最佳的健康体内环境。

此外，更不要提它具有的抗菌、抗病毒效果了。它具有很强的抗菌消炎作用，在治疗皮肤病方面则是天然植物中最强的。可对多种球菌、杆菌、真菌和病毒等有抑制和杀灭作用，捣烂的大蒜用于皮肤病的治疗则是过去用的最广泛的偏方；在感冒初期，不要着急吃感冒药，你可以吃一些大蒜，让其中含有的硫化丙烯辣素，来杀灭病原菌和寄生虫，减轻发烧、咳嗽、喉痛及鼻塞等感冒症状。在怀孕期，同样可以使用这个方法，避免药物对腹中胎儿的伤害。但是生吃大蒜，易动火，耗血，影响视力，对胃肠道也有刺激作用，当你阴虚火旺，或患有胃炎、胃溃疡、十二指肠溃疡、肾炎、便秘时，不要多吃。其实任何食物只要过量，都会适得其反，伤害我们的身体。如果你怕大蒜带来的口气，记得喝一杯牛奶，缓慢咽下，就可以帮助清除大蒜在我们口中残留的气味了。

但我不吝于用一些形容词来形容它的好，是因为希望我们在选择食材的时候，不要仅仅靠口感的偏好来选择你所进食的食物，因为许多食物即使没有芳香的气味，没有舒适的口感，没有漂亮的外貌，甚至带有那么一点点刺激的口感，但是不要忘记，正是这些食物中的健康成分才是褪掉美丽外衣与宣传口碑，没有广告包装的健康食物。

作为一个即将进入妊娠期的母亲，你的体型会改变，脾气可能会起伏不定，所以想想我们自己吧。学着去看透表象而认识实质，才可以为我们长远的健康、幸福奠定牢靠的基础。

与大蒜具有同样性质的健康食物还有苦瓜、洋葱、紫甘蓝等，这些食物中也含有丰富的挥发性植物成分，虽然口感不是很好，可同样含有非常健康的多种营养成分。现在让我们一起开始做一个聪明的妈妈，而不是只看光鲜表面的妈妈吧！

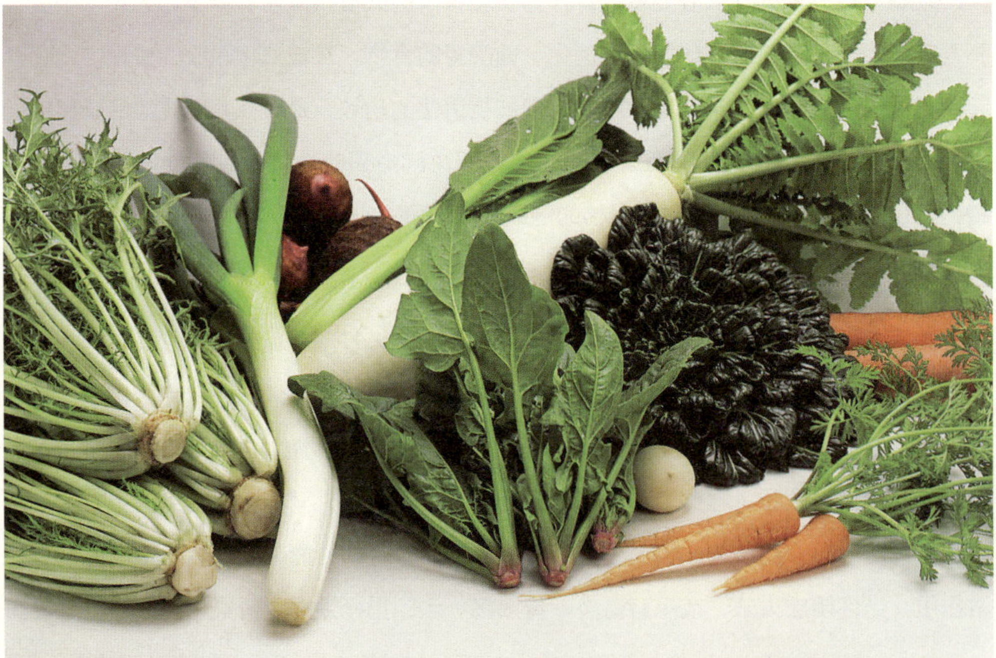

3:绿叶蔬菜

现在我们又谈叶绿素了!

你平时的每餐中，除了肉类，会有蔬菜吗?会有绿色的茎叶蔬菜吗?

我认识不少的人，有一些个人偏好的口味习惯。比如有的人不吃菠菜，有的人不吃芹菜，有人厌恶胡萝卜，而我也有一种不喜欢的蔬菜，叫做木耳菜，因为口感太软腻，很奇怪的口感。但是我并不拒绝其他的蔬菜，反而许多蔬菜是我日常生活的必要部分。每一次与友人吃饭，每每我翻过来的菜谱就是选择蔬菜。尽管我并不是一个素食者，可在大部分时候，我都坚持最大部分的蔬菜比例会帮助我们维持身体的健康，尤其对于慢性疾病的预防起异常重要。

我所说的绿叶蔬菜是真正的具有深绿色茎叶的蔬菜，例如菠菜、油菜、油麦菜、宝塔菜或是莴苣叶。如果你是一个参与日常烹调的妈妈，一定会发觉无论在任何季节，现在市场都可以看到不同的绿叶蔬菜被整齐地码在摊位前。尽管一些绿叶蔬菜为反季出现，但是与另外一些反季的蔬菜不同，它们含有的反营养物质相对较少，营养物质相对减少较低。

虽然这些蔬菜中可能含有少量的亚硝酸盐——与种植土壤施肥有关，但是如果你保持每天当天吃完，不过夜放置，那么相对来说其含量对人体的伤害并不大。并且我们可以通过其他的食物营养素来减少亚硝酸盐对人体的伤害，例如吃维他命C丰富的水果或在烹调时略用水焯过再炒，就会降低食物中亚硝酸盐的含量了。它利大于弊的主要原因是在于我要谈的叶绿素。

叶绿素来自于植物光合作用的色素，它大量存在于绿色植物、藻类当中，是植物吸收光能，将二氧化碳转化为碳水化合物的重要元素，是光吸收的核心。这就是为什么我们说广泛种植绿色植物，可以帮助改善地球温室效应，减少二氧化碳，提高氧气含量的原因了。它除了对空气有如此重要的作用之外，其实它在人体中也可以起到不可忽视的重要作用，除了具有造血功能外，它还可以解毒、抗病。是不是很神奇?

一项获得诺贝尔奖的研究已经证实叶绿素分子与人体红血球结构上很相似，所以叶绿素可以作为补充剂帮助人体造血功能的恢复。其次，叶绿素可以帮助去除杀虫剂及药物在人体内的残留，还可结合辐射物质排出体外，并且对于内部感染也有治疗作用，所以也叶绿素可以作为一种食毒排解成分应用。

尤其当叶绿素与膳食纤维相结合时，它的排毒效应就更加强大。我们知道许多女人们在成为妈妈之前，都身在职场，从事的压力工作。为了保持光彩的容颜，往往还使用含有人工提取、合成的化学成分的护肤品、美妆品。这些有害物质在单品中虽然含量不高，但是长期积累或是多种种类同时积累，那么对我们身体的伤害就不容忽视了。长期的密闭工作空间、工作压力除了造成经期不稳定之外，还会造成长期便秘、腹部静脉曲张和肠炎。其实一两次的便秘并不可怕，但是如果长期便秘，那么就不仅仅是肠道的问题了。它还会影响到整个腹脏器官的健康，这也是为什么当今有许多清肠、帮助排便的产品如此畅销的原因了。其实，只需要两种营养素就可以帮助我们将大部分毒素去除体外。

这是不是很好笑呢？在我们慎之又慎来选择有机食品来避免农药残留；在我们精挑细选来找到对健康最佳的食物；在我们从媒体、“专家”、广告中听闻某些食物具有治病奇效的时候；当我们花了大价钱去买那些所谓自然提纯的高含量、高品质营养补充剂的时候，我们却忘记了身边最常见的营养素，它广泛的流淌于最常见的食物中，却有着我们并不知晓的健康作用，这是不是有些可笑呢？

绿叶蔬菜如此常见，你可以随时购买。选择的标准也很简单：购买当季的、价格最便宜的绿叶菜往往就含有当时最适合我们吃的叶绿素了。为了避免亚硝酸盐、农药残留，你可以选择在清洗时使用果蔬清洁器或1:5的醋水浸泡大约20分钟，再择洗。

现在，我给予你三个排食毒的食物你都已经了解，那么如何结合这三个营养成分来为我们进行毒素的排解呢？

你一定、必须了解的

无论它们对我们身体毒素的排解有多大的作用，你都要记得：过犹不及。

膳食纤维的正常建议量每天不超过30克；希望通过大蒜素进行食毒排除的人一定要

了解自己的体质，即使是健康体质的人，当你在感觉有灼烧感和不适时，应减少或者停止进食生大蒜，根据情况改服大蒜素（虽然大蒜素的吸收并不如新鲜大蒜更优）。

下面是这两个营养素组成的排毒食方：

每天早、午、晚三餐共至少三份蔬菜共500克以上；
每天早、午、晚三餐后食一个清洁后的水果，你可选择的水果有：苹果、梨、橘子、番茄等；
粗粮制品一份至少200克以上。

烹调中最好使用大蒜或蒜制品，你也可用大蒜素制品替代，按说明建议量。

一个月为一个周期，至少两个周期。在此期间，不要食用红肉、刺激物、饮品和加工食品。保证你每天的进食食物中至少80%都是没有精致加工的，原味的，来自自然的食物。

如果你按照以上的方法坚持，你将会获得最佳的身体内环境，并为你的进补奠定最坚实的基础。因为如此，在后面的进补中，我才能为你提供最佳的营养、膳食补充方案。

现在，你是否已经开始与你的身体建立起了连接？

*适宜调剂，过犹不及

翻到这一页，如果我告诉你，这部分的内容没有任何一个方案的详解，在这里，我们没有任何的进补建议，你是否还有兴趣继续阅读呢？先不要着急，我问你一个问题：你所熟悉的东西是否你都彻底了解，你所熟稔的方式是否都有效呢？

我们常认为，妊娠对于体能的消耗是非常大的。所以在妊娠前就应该多吃一些补益气血的食物，甚至某些制成品。但是是否“补”的身体调剂适合每个人呢？

让我们先打一个比方吧，如果你的桌子上有一瓶或者几瓶的营养补充剂，那么你能告诉我，你知道哪种营养补充剂用水服用有益，有的用水服用无益吗？（这是为什么诸多关于营养补充剂的书总避免不了讲述营养素性质的缘故。）你知道当你处于亚健康状态时，不是营养素的缺乏，而是体内对营养素的均衡能力下降。你是否知道某些营养素相互遏制，有的则相互促进。

现在，你对手中的瓶子寄予了多少的期望，你对自己又付了多少责任?

这里不是为了兴师问罪，我只是想说明的是，很多时候，对于健康的希望会让你失去辨明真相的心智，往往趋于表面和所谓的实效，而忽视了真实的力量一直都存在你身边，你只需通过你自己的努力就可以做到，而不是一篇又一篇的方案。没有一个瓶子中的营养素可以满足所有人的需求，甚至可以说没有任何一个瓶子中的营养素可以满足任何一个人。我们的身体无时无刻不在进行着营养素的吸收、代谢，当这种营养素相对缺乏之时，我们的身体会进入“节约利用”期，此时会触动产生更多自由基的生理行为。要做到健康，你认为你手中瓶子里的药丸会自动调节配方吗? 那么我为什么说要你找到适合自己的调补配方呢?

嗯，我的意思应该是：不要随便对你的身体调补!

先从中医来说吧。我们进补的观念来自于传统的中医学，这些凝聚智慧的结晶基于传统中医学的“望闻问切”。泻或补或两者结合，都依据面、脉之相。不同于西方的“实证”医学，我们对个人的差异更加关注，那作为一个即将怀孕的你，怎么又能拿着一本或两本关于进补建议的书就开始你的调补旅程? 既然要分阴阳虚症，那你怎么可以凭借一两个表征来判断自己就属于阳虚或阴虚呢?

从营养学来说，我们所建议的调理就是尽可能优化的膳食，尽可能所有的营养素源于天然食物。其实从营养学来说应该没有进补的概念，如前所述，只有体内营养素水平的失衡或者某种营养素的缺乏，即便是慢性疾病的营养素疗法，也是针对氧化压力的营养素补充，还原细胞的活力。在后面的内容中，我会谈到一个词语，叫做“营养压力”，就是盲目补充营养剂反而会适得其反。

如果你开始为了妊娠“武装到牙齿”并执著于妊娠前“补”，那么我建议你找一个好的中医，按照“望闻问切”的方法，来诊断你的虚症在哪里，需要怎样的调补。虽然

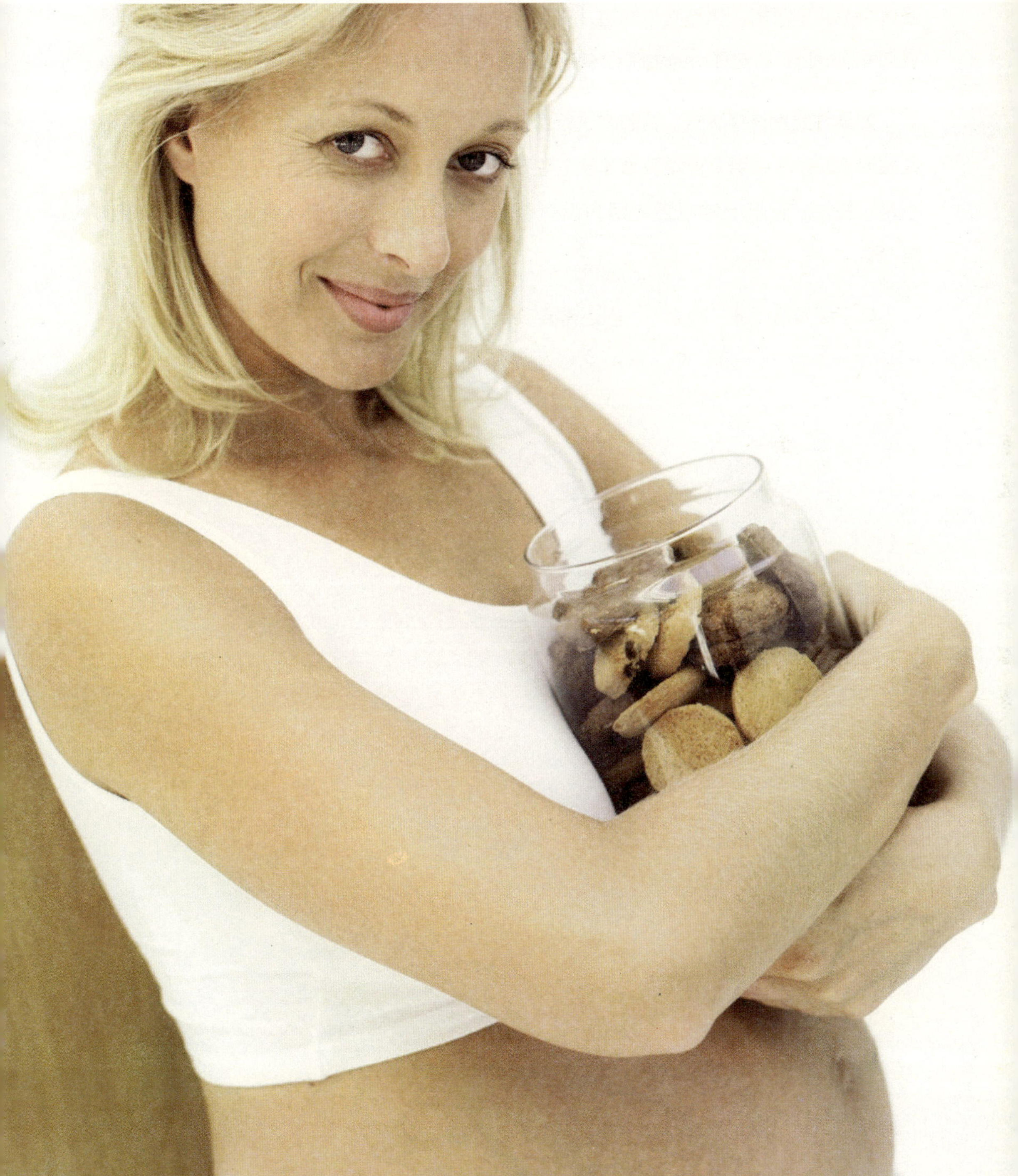

我对中医并不了解，但是我也知道，在调补的阶段里，不会是一个方子贯彻到底。伴随着调补的进行，有责任心的中医会不断调整药剂及药量。

如果你愿意选择膳食、营养来进行身体调理，那么继续阅读后面的内容，你将获得妊娠期不同阶段的膳食建议及营养缺乏注意。无须置疑的是，膳食并不需要望闻问切，不是“补”。它是一种修正。因为没有补的意味，所以一切都以身体为关注的顺其自然。

除了妊娠前“补”剂之外，你还需要“补”之外的体能准备。

2 孕前体能预备——孕前瑜伽

当你逐渐发觉，你对身体的聆听愈加细微、清晰时，你已经做好成为一个母亲的准备。

怀孕，是一个女人最美好的时期，也是最复杂的时期。当一个新的生命在体内逐渐生成，当你感触到胎儿的心跳和在你体内的足音，心理上的愉悦、紧张、激动，生理上的体重、内分泌等变化，都会通过你的身体影响到孩子的成长、先天的情绪及体质。不要紧张，虽然你的责任如此重大，但是一切都可以平和，让你的孕期与生产，让你和你的宝宝都达到最好的状态。

源于古老的瑜伽除了让身体逐渐趋于健康，还能修养内心。从怀孕到分娩，母亲的身体经受了巨大的变化。从孕前期的准备，营养补充到孕期的营养，血糖、血脂控制和膳食调配，产后的气血和体型恢复，甚至是产后与孩子的身体、心灵交流，母亲角色的适应，都带来一系列的变化。任何补救措施都不如前期充分的预备更有效，所以产期的瑜伽练习往往带给准妈妈诸多益处。

产前瑜伽练习，帮助塑造较好的体态，尤其在怀孕前有过瑜伽练习史的，气血循环则更加顺畅，对于产前的调养起到很好的辅助作用。愈长瑜伽练习史的人，在产后的体态恢复也愈快，效果更好。长期的瑜伽练习使得肌肉与皮肤的弹性更好，孕期会造成腹部脂肪的堆积以帮助储存能量，提供给胎儿和母体充足的能量，同样，体态的变化造成皮下细胞破坏，形成产后妊娠纹。这是许多产后女人最烦恼的事情，而早期的瑜伽练习可以起到减少妊娠纹和产后多余脂肪消耗更快速，恢复体形的效果更快、更好。

孕早期的瑜伽练习强化孕妇的四肢及头颈力量，帮助缓解紧张情绪，预防妊高症的发生。强化脊柱力量的练习，增强了腰背力量，为隆起的腹部提供支撑，避免脊柱变形。孕中期的强化脚踝、双腿、腹脏及子宫肌肉量的瑜伽练习，预防静脉曲张，增强骨盆力量，促进血液循环，为胎儿提供充分的营养。母体的气血休养是此时营养及瑜伽练习的主要目的，胎儿的生长受到母体营养的限制，同样，母体也会承受更多的负担。母体增强了免疫力，才能为胎儿提供更好的生长环境及产后自己的健康恢复；孕晚期的瑜伽练习主要为了放松情绪，尤其减少产前的不良紧张、抽搐和郁结，瑜伽的呼吸及瑜伽音乐都可以更彻底的放松身体，为宝宝的健康身心带来诸多裨益。

产后的体型恢复，是瑜伽的魅力所在，无数的女性在瑜伽的帮助下，让身体的体型和生理健康都恢复到理想状态。

其实，瑜伽并不是单纯的身体改变。我们的身体与内心是有连接的，当身体和内心的连接达到充分状态下，你对身体的感知及健康的养成都可以达到你的理想状态。对于孕产期的女性，并不仅仅是营养及情绪发泄就够的，适当的运动及情绪养成，让整个孕期都处于平和的状态下，母亲和宝宝才能都健康地面对以后的生活和形成更亲密的交流。

瑜伽并非万能

尽管我已经为你说明了练习瑜伽即将为你带来的诸多益处，你也即将为你的健康妊娠做好准备。买来一张瑜伽垫子和在网络上下载几首瑜伽音乐，你认为就可以开始你妊娠期的瑜伽练习了吗？虽然我希望你可以从本书中看到更多有利于你妊娠和了解自我的信息，为你的孕产提供更全面的参考，可是你必须了解的是：瑜伽并不适合所有的孕产妇练习，也并非在妊娠期的所有阶段适宜练习！你的瑜伽练习并不是一个简单的工程，在没有任何准备和了解的情况下就开始体式动作的简单模仿，一旦没有前期的了解，那么任何帮助都会功亏一篑。毕竟作为一种对肌肉力量、柔韧、促进协调与平衡和松弛神经肌肉的运动，在妊娠前期，对于妊娠前没有练习过瑜伽，包括腹脏、盆腔功能较弱的女性，不仅不会带来保健助产、松弛情绪的作用，反而可能让妊娠期更加紧张、心脏负担加重，甚至可能造成流产。

所以无论你的健身教练，瑜伽书籍对瑜伽助产有多么美妙的描述，你都要记得：为你腹中的生命、为你自己的生命和健康负责！他们都不能为你担负这些责任！

对已经有至少一年左右的瑜伽练习时长的妈妈们来说，在妊娠前期的头两个月，依旧可以进行一些对四肢力量、脊柱力量强化的体式，而要减少前屈动、对腹脏有强烈挤压、扭转的体式练习；对于没有瑜伽练习史的妈妈们来说，一般建议健康体质情况下，开始瑜伽练习的时间应该从第三个月开始，强度和体式编排应该在咨询专业瑜伽师、保健医师后，再做个人化的练习。大多数没有任何瑜伽练习的人，往往第一步从髋关节、盆腔体式练习开始，这是相对安全的。在其中穿插少许的四肢、脊柱力量练习则可应对孕中期的腹部重量增加，同样则应完全拒绝腹脏挤压体式练习。

孕前瑜伽体式：

对于前期没有任何瑜伽基础的妈妈们，我们在前面已经有了一些预热的分解体式。每次在进入正式的孕产瑜伽练习前，先完成预热的体式，还需加入以下两个热身动作来全面活动肌肉和骨骼：

脚部伸展练习

坐在垫子上准备，双膝伸直，双脚分开与肩同宽的距离；

双手扶住臀部两侧，掌心朝下按住垫子。保持脊柱的直立挺拔，臀部贴住地面；

先缓慢活动脚趾，然后逐渐加快脚趾的活动速度；

从一侧转动脚腕几圈，用脚趾画圆，然后从另外一个方向转动；

完成上面的转动后，勾脚尖朝向自己的面部，但要保持腿部完全贴在垫子上，不要起离；

保持几组呼吸以后再下压脚背，脚尖绷紧朝前，同样保持腿部贴在垫子上。

肩部伸展练习

双手十指相交于小腹的前方，翻转手掌掌心向前方，伸直手肘（为了帮助手肘的伸直，可以将手微微远离腹部）；

吸气时抬双手举过头顶，尽可能将双手推至最高处，远离头顶；

呼气，头向后仰。充分放松脖颈后仰，保持均匀、持续的呼吸；

重新抬头回正前方时吸气，呼气时将双臂缓缓放回到身体两侧，放松肩肘。

此练习站立或坐立均可。

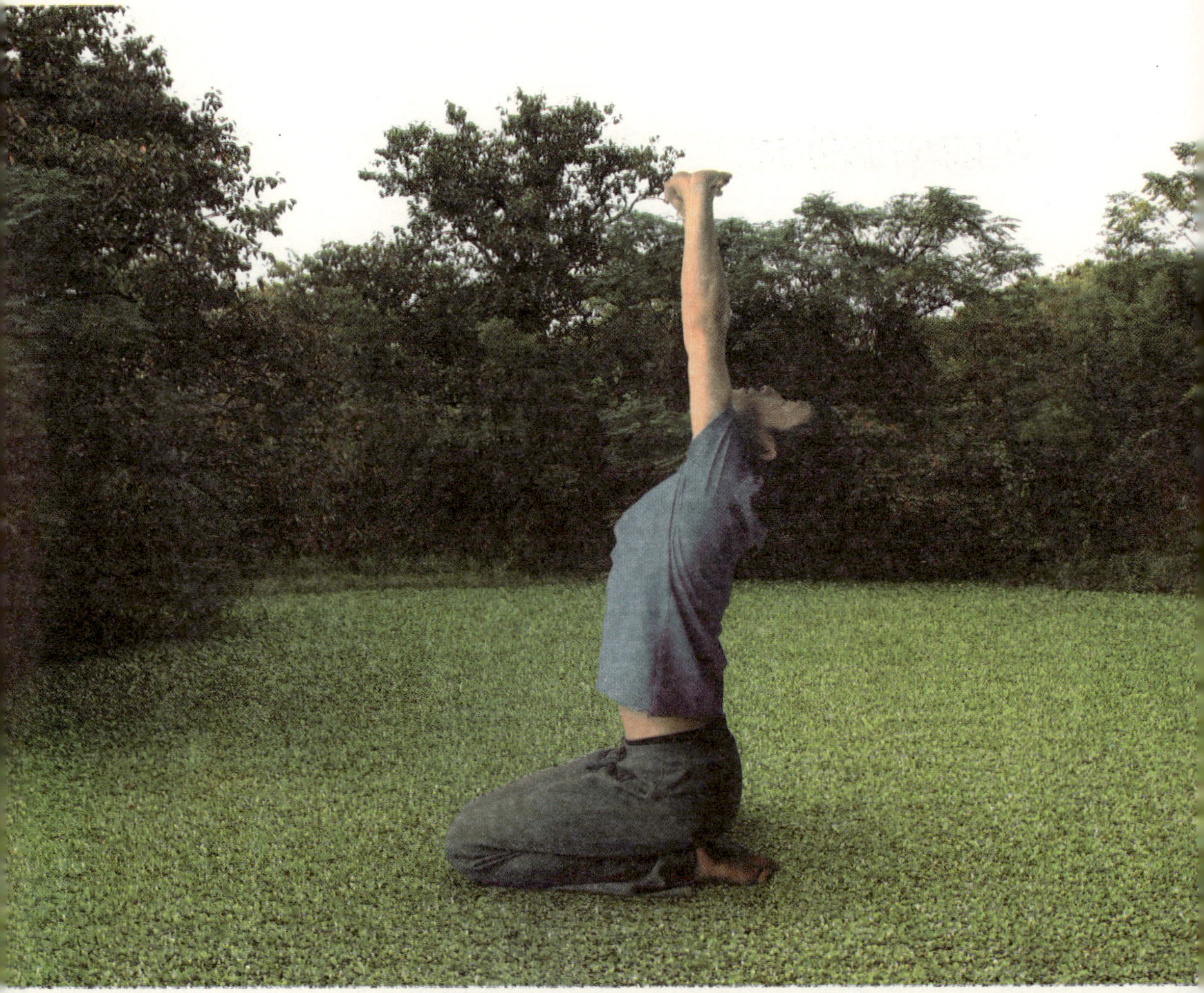

下面瑜伽体式练习，在你能够较为顺畅保持腹式呼吸以及预备动作完成后再开始。妊娠前的瑜伽体式练习，主要以强化脊柱侧肌、腹斜肌和盆腔内侧的器官滋养为目的，此时挤压腹脏的体式可以帮助血液汇聚在腹脏当中，改善消化系统、生殖系统及清洁肾脏。

你可以从前面的内容中了解到，我们肌肉、皮肤的伸展性其实可以后天强化的，但是皮下组织，包含毛细血管却不能强化拉伸。早期妊娠纹的出现是在腹部的隆起使皮肤的弹力纤维、胶原纤维受到来自外力的拉扯而断裂造成的，纤维的损失造成皮肤变薄、细胞损伤加大，短时间内并不能被自体修复，并且在腹部不断隆起后加深，加重。此时，腹部上宽窄、长短不一如波浪般的红色或偏紫红的纹路出现了，这就是我们最恐惧的初期妊娠纹。在分娩后，这些纹路的颜色会渐渐消除，是循环代谢的帮助，但是最终会留下白色或银白色光泽感的纹路，这个就是最终的妊娠纹。

我们想象一根皮筋——这个比喻虽然并不恰当，但是为了让你更容易理解，我觉得皮筋很通俗。好了，让我们不要在意比喻体了。当这根皮筋是不是的在其弹性范围内被拉伸30%或者60%，那么当某一天你拉到80%时，它也不会断裂的对吧？现在将另一根皮筋放在潮湿的地方，经过一段时间后它开始发粘，当你再次使用它突然拉伸50%，可能会出现什么状况？它可能会出现裂痕，甚至断裂。

现在说回我们的筋骨、皮肤如同皮筋一样，我们的肌肉纤维除了增粗外，还可以纵向拉长。为什么许多人认为瑜伽对于塑形极为有效？这就是因为在拉伸的体式中，练习部位的肌肉纤维长度在增加，使得血液在肌肉中的流动更加顺畅，使得毛细血管的通透性增强。在练习这些体式的同时，皮肤纤维也在可承受的范围内拉伸。也就是说骨骼、附着在骨骼上的肌肉、筋膜、皮下组织和皮层都得到锻炼。在妊娠前期的充分练习，使得即便处于妊娠期腹部隆起、重量增加，但由骨骼、肌肉等组成的“缓冲囊”充分稀释了皮肤受到的外力拉扯，使皮肤得到保护，纤维断裂、损伤减少。妊娠后，配合产后瑜伽恢复，血液重新供应到受损组织，帮助集中修复，妊娠纹的形成就更加浅、少。产后修复，我们可以借用中医的“痛则不通”来解释：血液通畅，郁结变少；郁结变少，则纹路减少。纹路其实就是“断路”！

但是，仍需注意的是：这些体式练习，对于没有流产史和妇科炎症困扰的人来说可以每天练习；对于有流产史的女性而言，但凡对腹部有挤压、扭转的动作，都应减小幅度。基于同样的原因，当你处于生理期的时，也应减少幅度，甚至不进行类似的体式练习；有妇科炎症的女性，则建议在炎症治愈后再行练习。虽然我们并不认为瑜伽会加重炎症，但是由于个人体质不同，在没有专业瑜伽老师一对一指导和分析的情况下，贸然练习可能不会利于身体的恢复。

直角式

站立放松准备。双脚并拢在一起，双肩、双臂自然下垂放松；

吸气，双手十指相交，缓慢举过头顶，手臂、手肘保持伸直；

同时翻转手掌掌心向上，抬头望向手背的方向；

呼气时，自腰部向前向下弯曲，想象上半身如平直的木板，从胯关节折叠向下平行地板；

直到背部、臀部与双腿呈直角；

保持顺畅的呼吸，通过呼吸赋予身体能量维持体式，眼睛始终看向手背；

恢复时，吸气，双手带领身体逐渐回到站姿放松，双手松开垂落体侧。

通过拉伸肩部和脊柱两侧的肌肉来强化腰部的力量，赋予脊柱正确而有力的姿态，为妊娠期腹部的增重做好准备。

前屈式

前屈练习是瑜伽最常见的体式，许多瑜伽体式都会以前屈为过渡；

看似简单的前屈，其实并不容易，伴随着持续的练习，在双腿绷直的姿态下，你的手可以渐渐摸到垫子脚两侧，然后可以将手掌放在脚两侧，掌心落地，再坚持练习，你的手掌可以放置在脚后跟两侧，甚至离脚跟更远的地方，但是一切改变都以正确的姿势练习为基础。

站立在垫子上，双脚并拢，脚内侧完全贴靠在一起；

吸气，抬双手举过头顶，手臂伸直，大臂贴耳，掌心向前；

呼气时充分收腹，双手带领肩部、背部先向上拉伸脊柱，再向前向下弯曲，在上半身平行地面时，让双手带领上半身尽可能远离臀部，向下沉落时，腰背放松；

以均匀的呼吸，感受血液由髋至头顶的流动，保持双膝伸直，双肩放松，并感触血液向手指流动；

在不断的练习过程中，尝试放松腰部两侧的肌肉，感受呼气腹部内收时，腰侧的伸展向下；

回复时，深吸气，双手臂夹紧耳朵带领身体回到直立站姿；

呼气，双手由两侧缓慢方落回身体两侧，双眼微闭，让血液重新由上而下地流动。

风吹树式

风吹树式练习，顾名思义如风吹动树，树左右摇摆一样。这个体式可以拉伸手臂、腋窝、胸、腹侧和侧腰，所以在练习这个体式时，一定要达到这几处清晰的拉伸感，并关注在这种拉伸感上。始终保持双肩、双髋朝向正前方，如同一个平整面，不要偏斜。每次呼气时，加强向一侧下沉的幅度，做到自己的极限。

站立在垫子上，双脚分开同肩宽的距离；

双手在小腹前侧十指相交，翻转掌心向斜下方推出，伸直手肘；

深吸气，双手举过头顶，掌心推至可以达到的最高点；

深呼气时，从左侧腰为轴心，平整倒向左侧，双手臂始终收紧，推离头部；

呼吸保持这个体式，在感觉发酸时，深吸气，身体回到正中；

深呼气，反方向练习。

腰转动式

腰转动式练习比前两个体式对腹部脏器的按摩、腰部和脊柱肌肉力量更加强化。这个体式的长期练习可以消耗侧腰的脂肪，促进髋关节的活跃，为盆腔内带来更多的血液滋养。但是这个体式的练习往往会出现一个问题，就是上半身无法平整，许多人会弓背含胸。这样就无法对腹部、侧腰和髋关节的活动有所帮助，反而会让上背部、肩关节吃力酸痛，这样的练习是错误的。在初期尽量保持平整才可以在后面的练习达到姿态正确，循序渐进，不应着急。

站立于垫子上，双脚分开略宽于肩膀的距离；

双手十指相交于腹部前侧，翻转掌心推向斜前方，充分拉伸双臂，不要弯曲；

吸气时，抬双手举过头顶，掌心上推，感受脊柱顺延掌心之力向上拉伸；

呼气，身体自腰部向前向下，平整沉落，直至上半身平行地板，与双腿呈90度；

双眼始终看向双手手背，呼吸保持；

再次深吸气，呼气时上半身转向左侧，此时保持双腿始终直立，膝盖不要弯曲；

深吸气，上半身回到正中，再次呼气，身体转向右侧；

始终保持上半身（肩背、手臂）平行地面。完成两到三组转动后，回到正中；

再一次吸气，起身回到站立；

呼气，双手由两侧放落回到体侧，调整放松。

眼镜蛇式

眼镜蛇式是瑜伽最经典的体式之一。你在许多关于瑜伽的宣传资料、体式演示中除了平衡树式，最常见的就是眼镜蛇式了。经典眼镜蛇式被用于瑜伽理疗、瘦身瑜伽，甚至是办公室瑜伽练习。经典眼镜蛇式的变式：眼镜蛇扭转式，则是洁肠法的体式之一，可见眼镜蛇式的功效不容小觑。

如果你练习过眼镜蛇式，应该可以感觉到：当身体充分伸展如同一条眼镜蛇时，身体前侧充分拉伸，身体后侧却受到反向的挤压，仿佛脊柱的每一个关节在受到外力而充分抵触。可是，眼镜蛇式的练习也常常会出现错误。比如双髋翘起来，没有紧贴在垫子上；臀部、大腿肌肉松弛，造成尾椎骶骨的剧烈疼痛；肩部上耸，过于紧张，使胸腔无法舒展，呼吸困难；体式保持时用嘴呼吸，造成吸气与呼气的频率过浅、加快。这些都是常见的眼镜蛇式练习时出现的问题。

眼镜蛇式和瑜伽的任何体式一样，运用的都是骨骼两侧的肌肉而不是依靠骨骼的摩擦或者先天的柔软性。保持时始终使用鼻腔呼吸，并且将不相关的部位尽可能放松，才可以让关键部位得到锻炼。下面我们看眼镜蛇式的练习方式：

俯卧在垫子上，下巴触地，双脚并拢在一起，双膝伸直。

双手放在肩膀下方，手肘弯曲，收紧贴住胸腔两侧。

吸气，收紧下背部、腰部、臀部及大腿肌肉向脊柱正中的方向，同时推起身体离开地板，直至手肘伸直。

深呼气，抬头向上，充分后仰，眼睛看向后上方的天花板。

均匀的呼吸保持。此时尽量放松双肩、脖颈两侧的肌肉（伴随着每次练习逐步学习放松）。

吸气，头回正，面朝前方。

再次呼气，弯曲双手肘，缓慢放下小腹、胸腔、下吧（尽可能缓慢放下身体，仿佛让脊柱一节一节落地）。

双手伸直回到身体两侧，掌心向上，调整呼吸放松身体。

顶峰式

瑜伽的许多体式来源于自然界中存在的万物，它们的名称与正确完成后的姿态极为相像。例如眼镜蛇式、站立拉弓式和我们现在要说到的顶峰式。

顶峰式形如山峰，双手与双脚落于垫子如同山底，尾椎带领髋关节向上如同山顶。这个体式将身体分为两段向地面的方向，使血液可以充盈流向上肢、头顶和下肢，对于促进血液循环和排毒起到很好的效果；此外，通过四肢的支撑练习和髋关节不断的抬起，加强伸展肩关节、小腿的肌肉、脚踝以及跟腱。这对于预防下肢的肿胀、关节炎的发生和强化四肢力量都很有帮助。但是这个动作由于会调动全身的血液，所以对于心脏能力较弱、高血压及眩晕症的人，都不应该强迫自己练习。

双脚并拢在一起，大腿、小腿内侧尽量完全贴靠，略微收紧臀部；

跪撑在垫子上，双手臂、双大腿呈90度垂直于地面，脚尖翻转踩在垫子上；

吸气，伸直双腿、双臂，脚跟上抬，尽量将臀部抬高到你能做到的极限上，保持背部的平整，仿佛一个倒转的“V”字；

呼气时，重心向后移动，脚跟尽量下踩，伸展整个背部和腿部的肌肉，双臂与肩部成一条直线，下颌微微内收，眼看脚趾的方向；

保持均匀的呼吸，胸腔、小腹尽量下沉，感受身体后侧由脖颈至脚跟的拉伸，仿佛带领血液缓缓流向这两处。

回复时，吸气，抬起双脚脚跟。呼气，弯曲双膝落回到垫子上，臀部坐在脚后跟上调整放松。

这些孕前瑜伽的体式练习，对于预防妊娠纹和体循环的改善会起到辅助作用。适宜每天练习。如果你是一个初学者，应该遵循循序渐进的原则，可以选择每天三个体式组合练习。每次练习的时长以你感觉略微疲惫即可，不要让自己每次呼吸变的非常急促而苦难。对于有一定瑜伽基础的人而言，这些动作同样可以继续练习。因为即便是练习了四五

年的老师都会对同样的体式有新的感悟。这才是瑜伽带来的意义：关注内在的自我。

一定要记住，瑜伽的练习不是花样的翻新，而是每次练习同样一个动作时，对身体的不断调整以达到最佳的改善效果。在每个阶段中，你会发觉由于身体改善而带来的体式进步，更正确，更有力。耐心与平和，将为你的体态和妊娠都会带来巨大的改变。

现在，我们谈谈“营养”：

现在我们来讲讲关于“营养”的俗事。

从我学习营养学至今，最常被问的问题除了肌肤保养之外，就是关于妊娠期的营养疑问。是吃多还是吃少？吃什么不胖还能够孩子健康？怎么吃产后能快速瘦身？许多人在没有妊娠前就希望能和我差不多瘦，或者比我稍微重一些。我相信我们大多数人对于身材的期望常常远远高于我们对身体的控制能力，你听说过“三月四月不减肥，五月六月徒伤悲”吗？这些是营养的错吗？嗯，是的，也不是。脂肪本身就是营养素之一，不管它的来源、前体是什么，你的肥胖并不是营养的错，而是你不擅于使用营养的结果，换句话说，就是你的身体已经对营养盲目了、失控了。呵呵，我们期望一种对身材——对某些人来说简化为“脂肪调控”随心所欲的能力。就是吃的时候可以百无禁忌，瘦得可以立竿见影。这是多么理想的超能力啊，如果我们真的有这样的超能力，你就不会看到电视购物上疯狂叫嚣的“风靡全球的减肥药”！你也不会看到时尚杂志、新闻八卦里的明星减肥心得。你真的相信减肥药的无害、速效减肥效果？那么模特减肥得厌食症是如何来的？难道她们没有钱买和你一样的减肥药吗？吃完以后迅速、健康瘦身？

无论你现在体重几何，无论你希望从我这里获得多少关于减肥的帮助，只要你打算开始成为一个健康的妈妈，首先我就要为你、为我树立一个坚定的、不可质疑的信念：减肥永远不是3分钟的热情，也不是3分钟的成果！我要你顾忌健康的身体，并为你自己做的任何改变付出正面、积极的代价，为你和你腹中的宝宝负责。

好了，现在我们来讲讲什么是营养。从生命科学来看，营养不只是说我们所认为、商家诱导你去买的某些营养素，也不是某些人认为的短期神药。营养在辞典里的解释为有机体从外界吸取养料来维持生命。这里的“营”我们解释为经营，“养”则看为滋养。合起来的意思就是长期吸取具有营养的、富含能量的成分长期经营我们的生命、健康，并尽可能的健康的生活更久（你可以在这本书看到我数十次的使用“尽可能”，不要认为这是一种寒暄的啰唆，因为我相信只要你尽努力，便会有你不可估量的可能实现在你的生命中）。所以，你现在明白：我们要谈的营养不指某些营养素，不是短暂的行为，也不是你所期望的身体控制。营养是为身体提供能量，让身体更好的运作，维护健康，从而决定将来的生命质量。千万不要本末倒置！

那么营养的基础是什么呢？让我们回忆一下从出生迄今为止吃过的食物吧。

从第一口母乳开始，我们的生命滋养就开始了最自然、含量丰富营养的食物。母乳所含有的营养成分是最完美的婴儿食物，除了含有牛奶或者奶制品中的所有营养素外，还含有天然不可替代的活性免疫成分，这为我们初期生长建立了第一道健康防火墙；随着我们慢慢长大，乳牙的萌发让我们开始具有了咀嚼的能力，这也是大自然赋予我们的本能。于是我们可以吃一些米糊、蔬菜糊、肉泥、蛋和易消化咀嚼消化的食物，我们的咬肌在这个时候不断进化，肠道也开始趋于强化，对这些吃进去的食物也可以简要消化了；再过一些年，我们可以穿着开裆裤、不开裆的裤子开始四处奔跑了，但是总不会忘记妈妈呼喊的那声，乖乖回到饭桌上开始吃饭。被教育少吃糖、少吃零食——虽然我们也偶尔偷吃；之后，我们开始在学校里的食堂、学校外的餐馆、学校外面的摊位上流连忘返，不再像小时候那么矫情，这个不吃那个不吃了。我们开始贪恋食物，不幸的是一些管不住嘴巴的同伴开始发体，警醒我们不要这么放肆得吃；后来，我们工作，在压力下，我们对食物厌倦或者贪心。很多时候，在道听途说和电视广告的催化里，我们开始质疑食物是不足够的，或者可以快速替代的。你可能会在任何形式的快餐店里看到我，在超市的零食货架前看到我推着一车膨化、甜腻、麻辣之类的食品心满意足的排队等待结账。然后知道不健康的情况下，在药房买来一瓶又一瓶的维他命、矿物质补充片剂。我们迷信营养补充剂或药剂对健康的维持力，因为我们已经不知道相信什么了（盲目不可怕，或许盲目的慌张最可怕！）

这是迄今为止我们的食物生活吗？是哪里出错了？我们从什么时候不再出现在家里的饭桌前，不再出现在炉灶前拿着锅铲、调料瓶子享受食物制作的乐趣。因为反季蔬菜的普及和气候的变化，我们不知道什么是当季的蔬菜和水果了，转而将健康、瘦身的希望寄托在石油副产品的瓶子里。如果真的可以如此，为什么制药、营养剂发达的国外肥胖率依旧高居不下？你想知道健康生命的基础是什么？如何经营滋养我们的身体？答案在这里，它就是：

食物！

确切的来说，应该是食物被合理方式烹调——膳食，是经营我们身体达到健康至老

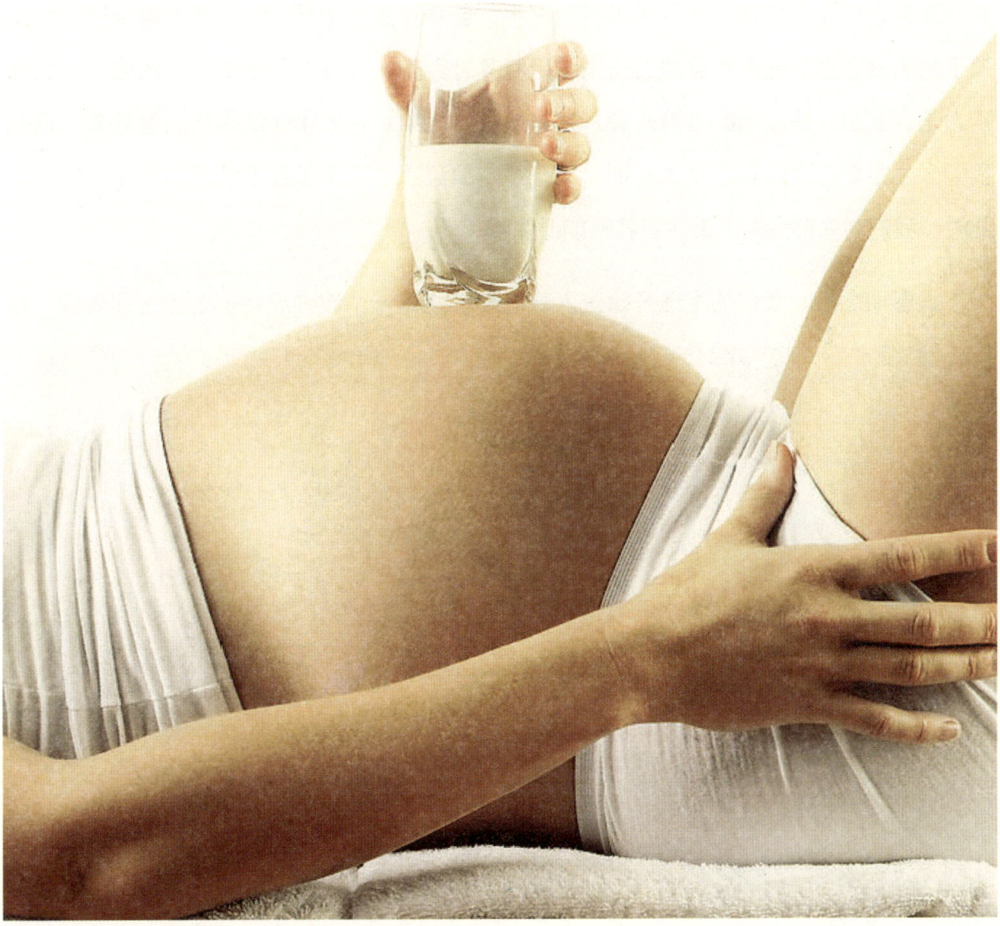

的必要基础。

健康膳食不可替代，即使将来出现浓缩营养食品或浓缩营养替代品，我也依旧认为膳食是你获取长久健康生命的基础。为什么呢？请你将目光向上移四段文字，看关于我们从出生到如今食物的记忆：我们的一生中第一个对营养最依赖、发育迅速的阶段就是婴儿期，母乳一般可以满足宝宝至少一年的营养需求，不过大多数则在第三个月开始为宝宝添加辅食，这是为了促进宝宝的肠道健康、早期智力开发和营养均衡（在后面的内容你将看到详细的婴儿期膳食建议）。

看吧，在如此重要的成长发育时期，我们的第一食物还是母乳。母乳从哪里来呢？母亲的膳食经过消化吸收后，通过泌乳给予宝宝。所以在分娩后，哺乳期妈妈们的膳食也是重中之重；在青春期，几乎所有的医生、营养学家、祖辈、父母都会重视这个阶段孩子的膳食，虽然他们也会建议适当服用营养补充剂，可依旧以膳食为主的生活方式被认为是最安全、最基础的营养来源。尤其是新鲜蔬菜、水果中无法替代的营养素。这是我们一生中最重要的第二个成长期，无论是内分泌系统还是免疫系统都达到生理高峰。此时，我们对来自食物中天然营养素如此依赖。

青春期之后，我们的生理开始进入衰老期，这是一个波峰波谷形态的生理表现：在

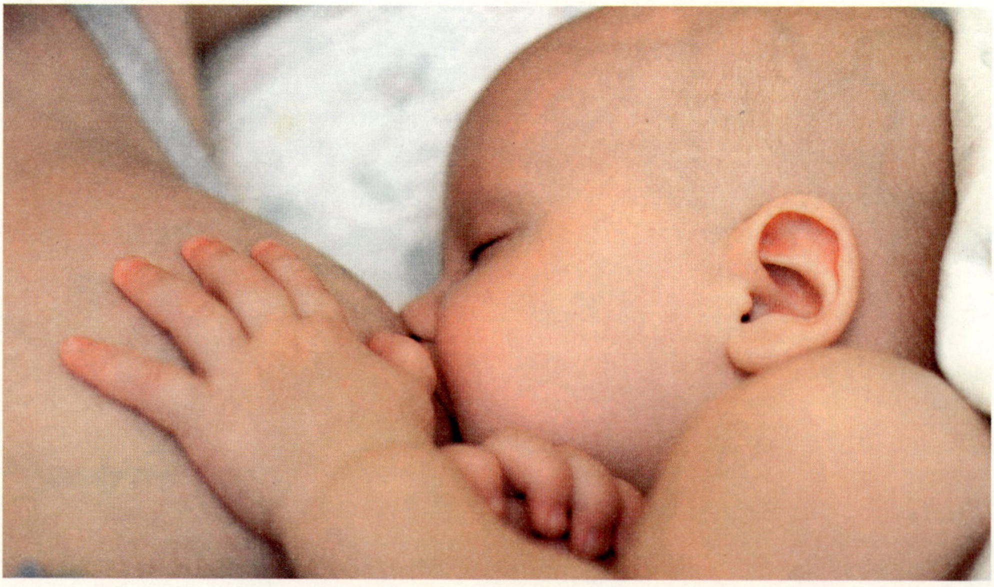

生理最强健的时候，我们对食物中营养的依赖也达至高峰；在生理开始进入衰老期，你却不再重视食物的营养转而投身营养素的实践过程中，宁愿当一只小白鼠，是吗？如果是我，我肯定不会像你一样在二十几岁就开始跟风逐流的买坊间流传的某些胶囊。我也不会轻信时尚栏目里的营养素推荐，甚至它们可能仅仅只是理论上的功效，而实际作用却没有经过人体双盲实验认证——即使我对双盲实验的结果也并不那么确信。

终于，我将这些营养的俗事告诉了你，现在你知道什么是营养了吗？

它是一种行动，长期的生命的自我滋养；是伴随我们生命持续进行的膳食，你尊重它如何，它就如何回报你；是一种包含广阔的物质，有许多你知道名字的营养素和不知道名字的营养素，还有科学还没有发现的营养素；还是一种厚积薄发的能量，将使我们终身受益。

3 孕前营养储备——膳食与营养计划

絮言

你即将开始一段新的旅程，它会改变你对生命的看法，重新定义你对生活的理想。它可能是改善你身体的一个契机，也可能是你以后病痛的祸根。但是这都无法改变我们对新生命所充满的美好期望，这是至关重要的一步。

此时，我们的身体不再仅是自己的事情，还承接着一个新生命的酝酿。如同酝酿的芬芳，在绽放前的积累，是经历数季后的喷薄。好的预备往往带来顺利的过程、完满的结果，即使半途中的偶发事件，也会迎刃而解，不是吗？想想我们算不算得上是一个有预备的人呢？没关系，如果我们是马马虎虎、粗线条的人，这都不会影响我们即将开始的旅程。因为这个旅程给了我们足够时间去重新划定起点，你可以改头换面了，比如努力更细心一些、更耐心一些。因为品尝到生命的喜悦，所以愿为这样的喜悦而好好用心预备。

孕前营养，宝宝的先天

你未来的宝宝，长着如你一样明亮的眼睛，柔软的头发。他有如同你一样清澈的肌肤，同样也有着他父亲一样坚韧性格。嗯，当然也可能融合了你们两个人的性格，或许他很粗犷，高大而英俊。无论他更偏向于谁的模样性格，都不会脱离你们俩的轮廓。这被我们称之为遗传，分别来自于父母的23条染色体组成23对染色体，里面包含了数不清的遗传信息。这些遗传信息当中包含了和父母类似的眉目、人种的肌肤、头发颜色等，也含有家族遗传疾病的可能，但是并不意味着就一定会导致疾病的发生（这我们将在妊娠后的宝宝抚养中谈及）。这些遗传信息是先天的不可逆，比如你想美白，直接改写黄种人肤色的基因？这是不可能的，它是不受我们控制的。我们说的先天即是“确定的”、“不可逆的”，它决定了我们先天生命的模样以及健康的基础。但来自于父母的基因并不是影响一个人一生健康与否的唯一先天因素。除了基因遗传外，影响的先天因素还有一个，就是在妈妈孕前和受孕初期的身体营养状况。

说一个最简单的营养素对孩子先天发育的影响——众所周知的叶酸。

B族维他命之一的叶酸，属于水溶性维他命。作为最常用的营养素补充剂，它最早被验证缺乏会引起白细胞减少和巨幼红细胞性贫血。同时，近几年的研究发现联合应用维他命B_6 和维他命B_{12}对高半胱氨酸效果明显。如果你不知道高半胱氨酸的影响是什么，那我告诉你，它是独立于高胆固醇、高血脂的心脏病致病因素。也就是说即便你不是高胆固醇、高血脂，只要血液中的同型半胱氨酸水平过高，同样会造成动脉硬化和血栓出现，提高中风的几率。但是这些都不是它出现在妇产科医师处方中的原因，因为叶酸还有一个极其重要的作用：它是胎儿早期神经管形成的必要元素！怀孕前3个月如果母体缺乏叶酸，会导致胎儿神经管畸形，诞出裂脑儿或无脑儿；叶酸的补充同样为预防例如早产、唇裂等出现起到预防作用。由于缺乏叶酸造成的胎儿畸形，是无法通过后天的营养补充改善的，这就是我所说的“不可逆”。

叶酸如此重要，因其属于水溶性维他命，所以每天一旦满足身体日常需要，就不会储留在体内。也有研究发现叶酸在服用至少4周后才在体内维持适宜水平。所以，为了让胚胎早期就处于一个良好的叶酸营养状态下，一般建议计划怀孕前3个月就开始服用叶酸片剂。所以叶酸的补充一般建议为妊娠前就开始，服用合成的叶酸片剂并保证每天有至少500g的新鲜绿叶蔬菜。虽然叶酸广泛存在于动植物类食品种，但是天然叶酸的生物利用率低（这在天然营养素中非常罕见），所以叶酸片剂就出现在了妇产科医师的处方中，而不是在处方上写着：多吃菠菜类的蔬菜。

与叶酸对胎儿的影响类似，除了叶酸，其他营养素的缺乏也会让宝宝在胎儿时期的出现先天发育缺陷。有的先天缺陷可能不会马上表现，比如先天免疫力的缺陷，往往是到某个年龄受到疾病攻击时才会表现；有的先天缺陷可能并不称之为缺陷，而是“遗传功能低下”。比如遗传性消化系统紊乱、头痛等，以及中医观点中的气血不足。而这些“遗传”并非是不可避免的。母体如果在妊娠期调理好身体，这些看似会遗传的问题都可以避免，也就是传统所说的“养胎”。《千金要方》中明示“逐月养胎法”，以甚重胎气，趋避对母体及胎儿不利的食物、药物，并注意节制体力的消耗。《小儿病源方论》也认为，过去富人家的怀孕妇女，妊娠期吃东西毫不节制，无所顾忌。过饱食而不运动，吃的东西太精细，不参与耕作。久卧坐床榻，使得气血不畅，使得腹中胎儿残弱，先天不足，分娩后多为羸弱病体，长大后也很少有健康的。

由此可见，过去的人们就已经意识到膳食、运动和体力节制对胎儿的影响了。反而是如今，许多孕妇太过担心胎儿是否健康，于是运动也不做了，吃的东西也太挑剔了，对许多食物持有这样那样的偏见。非认贵的、复合的、新晋的食物或营养素买，除了浪费金钱外，最重要的是施予孕妇身体及胎儿更多的“营养压力”，造成“补反成害”。对于生命健康，“缺”有害，“过”同样有害。

哦，现在我们又要谈到一个新名词了“营养压力”。

什么是“营养压力”？

什么是压力？在精神领域中，压力被认为是一种非特异性应激反应。这个解释有点官方了，简单点说，就是比如当你换了份工作，上班的前一天你躺在床上想：明天我穿什么衣服呢？同事好相处吗？虽然这些琐碎之事在你看来是大脑的习惯，但是从生理角度来说，此时就是压力的出现。精神的压力常常出现在生活环境、个人情感、工作环境或者工作关系等发生改变时。这种压力是在可控范围之内的，不会对我们造成什么不良影响。但是过度就是有害压力！什么叫过度？回到我们刚才的比喻，当你躺在床上翻来覆去想“我现在有哪些衣服？”、“这样不稳重，那样搭配太老气”、“要是领导不欣赏我这样的性格怎么办？年终报告怎么写呢？”然后辗转难眠，最后不得不起床披上件衣服靠在床头上思虑失眠，这种压力会造成黑眼圈、自由基增加、内分泌失调、失眠等危害状况的出现。它的出现其实与你新工作没有直接、必然的联系，但是由于它是精神压力之源，所以要避免压力对你的伤害，就要改变你对工作及工作环境的认知和态度。

这个比喻算通俗吗？好了，现在我们说说什么是营养压力。天然食物中的营养组成比较复杂，有部分是对人体有益的，有部分是无益也无害的。当然也有完全有害的，比如毒蘑菇，但是我们要谈的不是食物的属性。食物如此组成，并不是为了服务人类，并且现在看上去无益无害的成分可能在将来对人体有益。最典型的例子就是膳食纤维。被誉为第六营养素的膳食纤维在过去被认为是食物成分中毫无功效的，无用之物。于是当时的食品加工业热衷于将蛋白质、脂肪浓缩提取，去除无用的纤维素。到后来，当膳食纤维被发现有益于血脂、血压调节，帮助排便，预防结肠癌等的时候，膳食纤维又被单独提取出来作为食品出售，价格是以前的数十倍。现在，无论是潮流杂志或是超市货架，都将膳食纤维作为最火热的营养素吹捧颂扬，商家也同样聪明的将添加了膳食纤维的食品高价出售。这是一个现代笑话：抽出来的东西放回去，原价飙升数十倍。其实我告诉你，膳食纤维很便宜。2块5的煮玉米、2块钱的豆腐或者一大把3块钱的菠菜，就是你10块钱买来包装好的纤维素。

说了这么多，就是为了告诉你，食物中的营养成分被提取浓缩后，当它进入你的体内，超过你当时身体需要量和承受量的时候，就会产生“营养压力”！

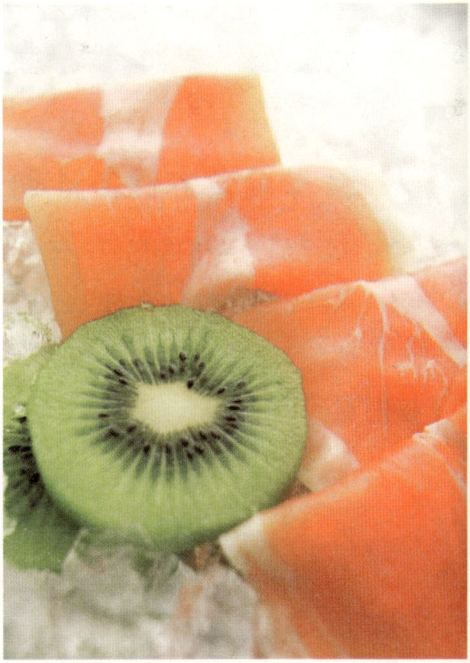

我们的身体极为聪明的一点就是，会将水溶性的营养素多余剂量随水排出体外，将脂溶性的营养素多余的部分储存在脂肪或某些器官当中。除非是超过人体最高承受量，否则是不会造成营养素过量的症状。但是这只是营养素被转化为人体储存后的结果，转化的过程却需要由肉眼看不到的数百上千的酶，数百上千的工序来完成。这些工序，酶的参与就会造成自由基的产生，也就是我们所说的“氧化压力”。无论食物质量是否优劣，只要是高密度的营养素含量，就会造成“营养压力”。

在营养师的教材中，我们评价一种食物质量的优劣时，采用的是经典的计算方式：营养素密度。也就是某种营养素提供的能量在个供能中所占的比例有多高，一般来说最常用的就是蛋白质。当蛋白质供能比例高时，传统观点就认为这个食物就是优质食物。它的缺点就是例如维他命、矿物质和膳食纤维这些不提供能量的营养素在某个食物中占高比例的时候，那么它就被认为是劣质食物吗？现在我们再举一个例子吧：胡萝卜和牛奶巧克力。

同等重量的胡萝卜中含有的膳食纤维、水分和维他命A远远高于牛奶巧克力，而牛奶巧克力含有一定比例的动物蛋白，吸收利用率高。同样也含有少量的钙质和其他矿物质，但是除了糖之外，它其中也含有食品添加剂，这些添加剂大多属于反营养物质，会影响牛奶巧克力中营养素的吸收，甚至其中含有的反式脂肪酸会影响心脑血管健康。那么在你看来，牛奶巧克力因为含有蛋白质，所以质量就更优吗？在我看来，大多数情况下它并非优质。除非你的体力消耗很大，急需补充体力的情况下，否则我不会建议你吃这种有着浓郁甜味口感的巧克力。又重又傻的胡萝卜，看起来就不是一个精心浓缩营养素的食物，却含有许多你必需的营养素在其中，并且没有反营养物质和添加剂的存在，适当的纤维素还可以帮助其他营养素的吸收。此外，新鲜胡萝卜里的水分，比自来水更健康哦！这样的食物就不会产生“营养压力”，关键在于它组成天然，顺应自然生长。无论是在妊娠前、中、后，还是在整个生命中，与这些食物为伍，就是与健康同行。

孕前营养储备计划

计划怀孕的妈妈们，在妊娠前一定要有营养储备。当你妊娠中，宝宝所有的营养都来自于你的身体呢，妊娠前的营养调理一定要“精、稳、准”！除了我们前面提到的叶酸在妊娠前3个月服用，每日400微克，进食绿叶蔬菜外。还有其他的营养素同样需要储备，以在妊娠期动用。最需要的就是铁。

如“铁”是构成健康血液的必要物质，其中大部分以血红蛋白和肌红蛋白存在于体内，其他的则储存在肝脏、骨髓等当中。缺铁性贫血常发生在动物性食物匮乏的地区，因为植物当中的铁利用率相对较低，而草酸、植酸和过量纤维素等则影响铁的吸收。女性由于进入青春期后，月经的出现造成铁流失比男性高一倍，所以缺铁性贫血也同样发生在众多女性当中。铁的缺乏造成低色素贫血，外观表现为面色苍白、掉发、皮肤粗糙干黄、心悸气短、头晕头痛、眼花耳鸣等，所以补铁即便不是在妊娠期，同样也应受到女性们的重视。

前面我们提到的妊娠期体重增长也与铁有关。如果妊娠前缺铁，会造成体重增长不足，导致早产。由于生理因素，大多新生代妈妈们本就容易缺铁，所以妊娠前“排补”中的补铁就被我们提上了日程。

补充铁的方式有许多，它的来源也很丰富，是地球上广泛存在的元素之一。我们最熟悉的也最常见的就是红糖，它含有比白糖更多的矿物质、维他命和天然酸类，所以在我们古代食谱中就被用于补气血，润心肺了。但是红糖毕竟是糖，对血糖值的影响也很明显，长期饮用会诱发妊娠高血糖症，造成分娩困难和产后糖尿病。所以，红糖饮用应适量，不应该作为铁的食物来源。

相对更安全、有益的铁食物来源则是瘦肉、动物血或木耳等，其中含有的铁更容易被人体吸收，利用率高。如果饮食上再配合维他命C丰富的蔬菜、水果，则大大加强了铁的吸收。在妊娠前的膳食中，保持红瘦肉、动物血、木耳、红枣等的比例，对于计划怀孕的妈妈们应该做到。要服用铁补充剂，应该在专业医师或营养师的指导下进行，因为铁过量，也会造成对母体和胎儿的伤害。一般建议铁补充剂在15克左右，实际需要详询医师或营养师。

“碘”故：在我写这本书的时候，最近流行了一股“营养盲风”，大家跟着这个风在超市里抢购碘盐来预防辐射。为什么这个营养素被强制用于日常调味品的添加中？它到底有什么作用呢？如果你仔细阅读一下碘盐包装后面的说明，你就会大致了解碘的生理作

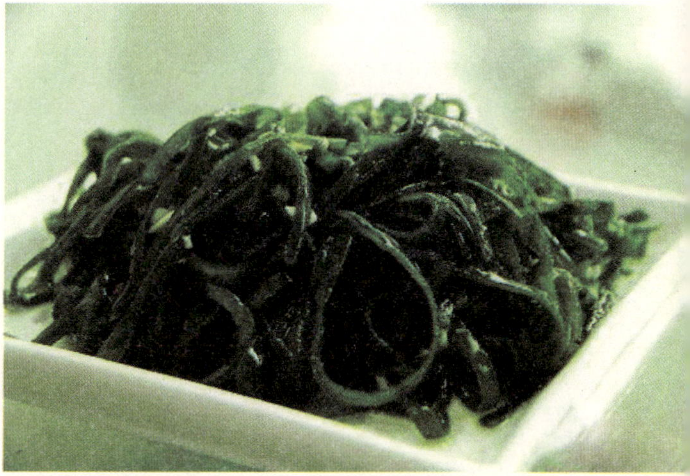

用，而抢购碘盐来防辐射又是多么无知的行为。

如果你的手边没有这么一袋盐的包装，那么我还是简要为你说一下它的作用吧。

它是生命能量转化的必要因素，同时还有调节蛋白质的合成和分解作用。蛋白质是生命的基础，所以碘也因此显得至关重要了；它还参与组织中水盐进入血液和肾脏排泄的过程，促进维他命的吸收；我们体内至少有一百多种酶需要碘来活化，没有碘参与，那么一些生理反应就无法进行。此外，它还参与骨骼的发育和维护中枢神经系统的正常结构，所以妊娠前及孕前期补充适量的碘对于预防胎儿智力缺陷，起到重要的作用。

计划怀孕的妈妈们，不需要过于担忧碘缺乏对胎儿的影响。只要你每日保持碘盐的食用（无须过量，不高于5g），每周两到三次的海产品摄取，如紫菜、海带、鱼虾等，胎儿就不会存在碘的缺乏。过量的碘补充反而有害，产生类似“甲亢症状”，甚至危及生命。

以上两种营养素的补充应该在妊娠前就开始，因为对于“不可逆”却“可控”的神经系统发育，只要做好适量补充工作，就完全可以避免胎儿的先天不足。

关于食谱，我们先聊聊吧

其实，我不是为了告诉你怎么吃饭。当你拿起这本书阅读到此时，我就不可能再把你当做一个不懂事的孩子，教育你如何吃饭；也不能像我们小时候妈妈一直将一些我们并不那么喜欢的东西夹到碗里，告诉你这个其实很好吃，很美味。我觉得，到这一步，我们需要的是坦白的交流。

如何按照基础需要搭配食谱？这个食谱中除了早中晚三餐外，还含有餐后点心、食物原料、分量和烹调方式。一般来说，这种食谱并不考虑家族膳食史、遗传疾病、工作性质和抗衰老等因素。我说这个的目的是告诉你，如果你希望从本书中找到一份适合你的食谱，这是不可能的。每个人的身体大同小异，但是小异往往对腹中的稚嫩胎儿却有极大的影响。即便对于日常膳食，我都不认为一份食谱可以适用于万千人民。

在你看来，食谱是什么?

仅仅是边框里的文字、数字还是一个谨慎遵守的准则？一份食谱的制作中，会将成菜的名称、原料、分量列明，甚至对于油脂和盐的使用都会建议到每个菜里，以便于控制总钠的摄取。这些都遵循一个健康的膳食原则，类似于：低钠、高纤、优蛋白脂肪和丰富维他命矿物质等。根据不同营养素溶合性不同，往往还会有烹调的方法，比如油炒或水煮、清蒸等。这些即使细致如此，有时候还会存在一些问题。某些过于呆板的人会将食谱照搬并问“可以吃”吗?

我的问题是：食谱是一成不变的吗？食谱的目的是什么?

在我看来饮食是一种生活的必需，也是一种享受。许多人因为保健预防的宣传而谨慎小心，对吃东西反而过于谨慎。现在，将书稍稍合上，想想你是否也有这样过分的恐惧呢？恐惧往往来自于对事物的不了解或是错误的认知，现在我要告诉你的真相是：食谱只是一个参考。类似于当我告诉你要吃绿叶蔬菜，你问我什么是绿叶蔬菜。我回答说：例如菠菜。但是你以后选择绿叶蔬菜肯定不会只是菠菜，还会有油麦菜、莴苣叶、油菜等。膳食食谱也是如此，你无许刻板按照食谱上的每样原材料来准备。如果真的如此，那么你一辈子的食谱需要营养师每天制订了！

当你阅读一份食谱，应该学会去发现在食物组成的名单里，哪些所占的比例最大，哪些所占的比例相对较小。你现在的膳食结构是否接近于此？同样，食物并非固定不变的。例如豆制品可以用白肉类替代，红肉也可以偶尔用动物肝脏替代。活学活用是我们许多人缺乏的能力。虽然不要求每个人看到食谱时举一反三，至少也不应该问到“我不喜欢吃菠菜，可以用油菜代替吗”这样的问题了。

在后面的每个孕产阶段，会给予相应的膳食食谱。再次强调的是，这个食谱只是一种参考，而不是固定的模式要将你卡住。这些食谱中的食材原料可以根据你的喜好选择相近的即可，并且烹调的方式也是类似。根据当季的蔬果来组合搭配，享受你孕产时期的口腹之欲，有什么不好呢？现在我给你一个需要长胖的理由——为了宝宝出生而适当增加体重。至少你现在不需要拿着秤砣精细到克数来小鸟进食了，告别我们节约型的减肥饮食，转而进入孕产的增食之旅。嗯，我希望你在适可而止中，享受到更多食物带来的快乐，这也是我们的孕产快乐记忆！

膳食建议

有计划的怀孕，这就是一件顶聪明的考虑！一旦开始为一件重要的事情做准备，那么你可能就要从方方面面入手，制订一个宏大而繁复的计划。除了前面我们提到的为自己的身体打基础，为宝宝的先天打基础的瑜伽练习、营养补充外，现在要说到最最重要的膳食。

哦，别说你会吃饭！连我都不敢说自己会吃饭。

膳食在我们看来是最简单、最普遍、最寻常的东西。可是我们真的会吃饭吗？在许多关于慢性疾病和抗衰老的专著中，关于饮食不当造成的疾病现在已经耳熟能详了。比如：糖尿病、高血压、动脉粥样硬化、结肠癌等。如果我们都会吃饭，那么为什么会是最普遍的食物造成了我们疾病的发生呢？每一代人的膳食方式会伴随着科技发展、人居氛围、气候等族多因素的变化而产生变迁，比如过去的人就从来没有想象过能在冬天吃到草莓——种植方式的科技化似乎是一种全新的力量，带动饮食结构的变更。但是这种草莓是否还具有自然生长草莓拥有的充足营养和天然甜香，你是否还分辨得出来呢？我们在满足口腹之欲后对食品的改变已经超过了过去人类的想象。所以膳食永远是在跟随着当今的脚步而发展的，如果你拿着过去古代人类的膳食方式和食物来评价当下，甚至是应对如今出现的“膳食疾病”，那未免有些呆板了。

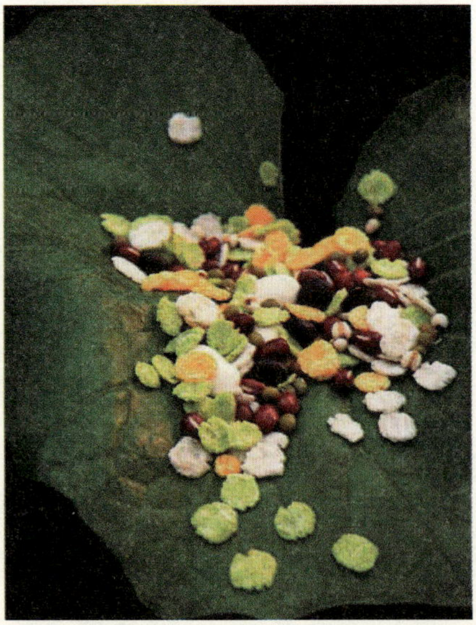

由此可见，对于即将进入妊娠期的女性，过于执著于某种食谱或者膳食方式，都不是最佳态

度。首先，如果你自己都明知在妊娠前你就已经有膳食缺陷，那么首要的不是马上进补或者按着某种食谱吃饭，而是正儿八经的保持基础健康三餐，让你的身体有一个预备调试阶段。类似的食谱参考，你可以在中国居民膳食指南中的“膳食宝塔”看到：

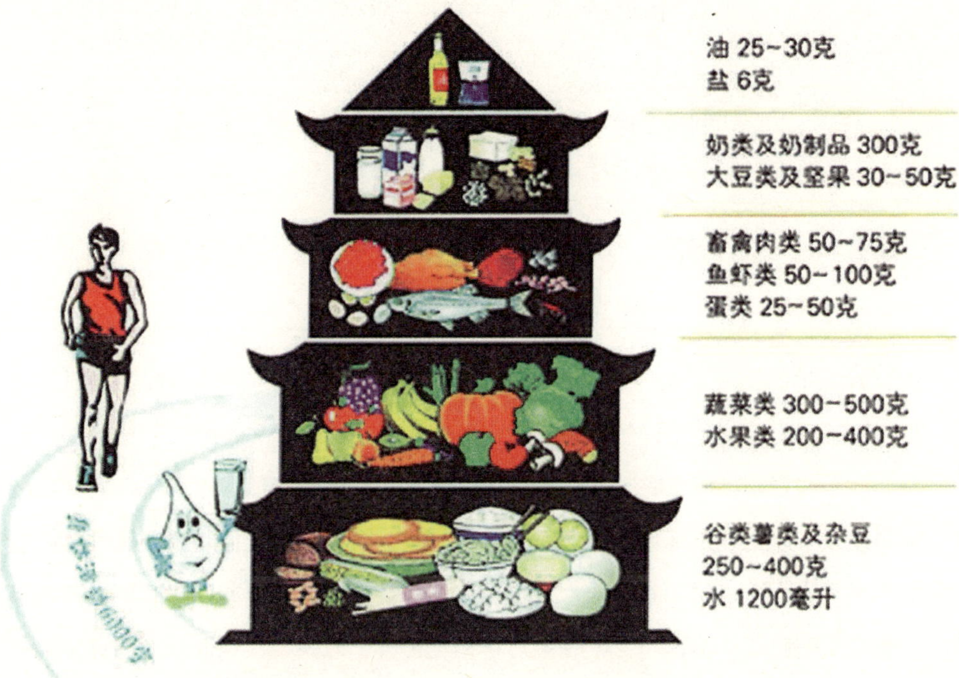
油 25~30克
盐 6克
奶类及奶制品 300克
大豆类及坚果 30~50克
畜禽肉类 50~75克
鱼虾类 50~100克
蛋类 25~50克
蔬菜类 300~500克
水果类 200~400克
谷类薯类及杂豆
250~400克
水 1200毫升

膳食宝塔的建议基于对国人的膳食习惯，为满足基础的营养均衡所提出。虽然这种膳食建议并不考虑食品加工、食品质量安全和外界氧化压力等反营养因素，即便能够做到这种基础膳食方式的人，又有多少人呢？ 更不要说功效性的膳食建议了。对于计划怀孕前的膳食调理，在准备受孕前的至少5个月内，先依照中国居民膳食宝塔上的膳食建议进食。烹调方式以蒸、煮和快炒为宜。

在准备受孕的前两个月，你的膳食结构则需要做相应的调整了。在前面关于受孕前和妊娠初期孕母及胎儿对营养的特殊储备和需求，我为你提供一个参考食谱，它是依据膳食宝塔和受孕前营养补充为参考的，里面的食材可以根据同类置换的原则来更新。一切以尽可能选择当季最新鲜的食品为原则，灵活多变。千万不要一个食谱吃万年，要做个一点即通的聪明妈咪！

早餐前	净水或加25g蜂蜜温水一杯300ML			
早　餐	谷物粥一份：白米、红豆、黑米、薏仁、小米	各20g	生重	清水烹煮
	鸡蛋1个或豆制品	约80g	生重	全壳煮蛋/即食、煎炒均可
	煮玉米或蒸薯类	清水烹煮		
	奶制品一份	即食		
	新鲜水果一只	即食		
餐后点心	坚果类	100g	熟重	即食

谷物粥的组成，按照一份细粮四份粗粮的方式组成，粗粮的种类可以适时更换；不同的豆制品蛋白质含量不同，豆浆中几乎大部分是水分，新鲜的牛奶也是如此；而豆腐不仅含有更多的蛋白质，还含有更多的钙质。酸奶也含有更多的蛋白质。所以当你选择豆浆来作为餐点之一时，可以另外选择鸡蛋或者固体奶制品来增补优质蛋白质；新鲜的水果选择在冬季会让人感觉冰冷不适，所以可以将水果切块略微蒸热再食用；早晚主食可相互替换，以粥、饭或面包、面点等为餐点；未标明重量，则随机按照种类选择，无须注重生、熟重。

午　餐	谷物粥/饭	150g	熟重	蒸煮
	绿叶蔬菜	250g	生重	快炒
	胡萝卜烧肉　胡萝卜200g	红肉250g	生重	炒烧
	瓜果类（如番茄、西葫芦等）	250g	生重	炒/煮汤
餐后水果	例如香蕉、苹果，含镁、钾含量高的水果一只			
晚　餐	面点类	100g	熟重	蒸熟
	炒蔬菜	250g	生重	煎炒
	菌/豆制品/蔬菜汤	200g	生重	炖煮

关于怎么煮饭

上面的食谱我想你已经看懂了。可是事情还远不是这么简单——不要紧张，我只是想告诉你：膳食并不只是食物。还包含长期的进食习惯、烹调的方式和烹调使用的辅料。

当你使用错误的烹调方式和不健康的辅料来烹制食物，那么再健康的食谱都不可能发挥其效用，更不要说是那些贪嘴重口味的人了。长期的不良口味饮食，往往不仅是一个人的事情。在许多关于慢性疾病的研究中发现，家庭中一个具有倾向性的口味习惯往往会影响其他成员的饮食，特别是家庭中有未成年人，他们的成长阶段受到父母膳食习惯的左右，所以看似是遗传性家族疾病，实际上可能是在长期家庭不良进食习惯的影响下“养”出来的。

现在，你要成为一个妈妈了，你的膳食习惯将影响腹中新生命的一生。所以，无论你以前是一个以嗜零食如命或是无辣不欢，还是西餐速食店的每日访客，这都与本书无关。而从这里的阅读开始，关于膳食的理解，关于食谱的使用，都是崭新的开始。

营养学认为，大部分的营养素，越简单的烹调越能保留食物中的天然营养成分；同样，越少的人工调料与食品添加剂越能帮助食物天然营养成分的吸收——也就是我们所说的生物利用率更高。对食材（尤其是蛋白质、脂肪含量偏高的食材）过度加工——如高温煎炸、调料的过度使用，会造成蛋白质及脂肪变性，成为难以吸收的大分子结构，消化困难；并且过度的烹调和调料使用会增加肝脏解毒的负担，影响胆汁分泌，由其关联效应造成大肠的蠕动减慢，血液毒素堆积，成为多种癌症的致病因素之一。

关于如何煮饭的第一步就是：尽可能减少高温对食物的影响，尽可能使用最少的调料。

第二步就是：尽可能多的使用水来烹煮食物。因为水分会更好的包裹食物中的营养成分，减少高温对营养素的破坏。烹煮过程中，食物的水溶性营养素也会在汤汁里，而不是被蒸发流失。

绿叶蔬菜的营养价值我们都知道了，但是不得不考虑我们国内的种植环境：过多的化肥使用造成我们平时购买到蔬菜的亚硝酸盐含量偏高，其他矿物质的含量偏低，加上运输和保鲜剂的使用，实际当食物被吃到口中我们得到的营养素可能低于了亚硝酸盐的含量了。亚硝酸盐已经被公认为是典型的致癌物之一。它多存在于储存时间较长的根茎类蔬菜、肉类包装食品等。减少亚硝酸盐对人体危害，一般建议的方法有在进食时同时吃含有维他命C含量丰富的蔬果，大蒜中的大蒜素也会阻止亚硝酸盐在体内的转化。烹煮过程中使用少许的醋可以减少亚硝酸盐的危害。

颜色鲜艳的蔬果中几乎都含有抗氧化生物活性成分，这些生物活性成分虽然含量极少，但是对人体的保健作用却不可忽视。例如你所知道的著名“番茄红素”，它的清除自由基效果几乎可以媲美维他命C，但是烹调方式却决定了人体对它的吸收率。不含油脂的烹调方式无法使番茄红素溶出被人体吸收，但是生吃却可以获得酸类物质和维他命C。根据你的需要，时刻变化烹调、进食方式，是健康膳食的重要原则。

新生命的注入

这时候，当你开始受孕成功，你可能并没有什么特殊的感觉，与平常相同。你起床，依旧期望着新生命的降临。可能你会有一些情绪上的波动，主要是心情的起伏略微不定。当你发觉这个小小的新生命已经降临你的身体，如同崭新的能量注入体内。会有不适、紧张，甚至无措。没有关系，一切新事物的开始总是这样的，更何况是融入你身体的新生命呢!

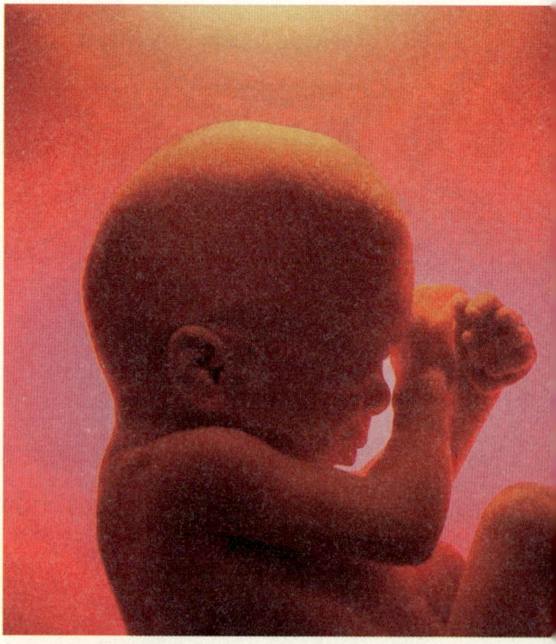

不要不相信，在妊娠期的整个过程，你与腹中宝宝的感触会越来越明显。在刚刚受孕的初期，你会感觉紧张，会有些手足无措。没关系，只要你在孕前有了足够的营养储备和瑜伽式基础练习，那么一切都会顺其自然的轻松。现在，仅仅是一些生理反应的了解已经不足够了，我们还要进一步了解详细得孕前期会出现的生理变化，才可以更好的应对可能发生的状况，不是吗?

我们身体第一次变化

*月经停止

这是一般人最常注意到的怀孕征兆。但凡处于生育年龄的妇女，月经正常，在性行为后超过正常经期两周，就有可能是怀孕了。这是怀孕的最早信号，过期时间越长，妊娠的可能性就越大。不过，女性的内分泌系统并不那么稳定，不是月经没有来就一定是怀孕了。月经没有来的原因有很多，可能因为卵巢机能不佳，也可能因为荷尔蒙短期分泌不正常。精神压力例如工作忙碌，考试紧张等，甚至是周围环境有所变化时也会引起月经迟来的现象。平时月经就紊乱的女性，如果月经一次迟到，并不需要特别紧张，只是此时若以月经来潮作为怀孕的判断，有失偏颇。所以最好还是要经过妇产科医师的诊断，才是最安全的。

有着正常性生活的女性，当月经迟到，在考虑自己是否怀孕的同时，还要观察自身是否已经出现不同以往的生理变化。常见于已经怀孕而不自知的情况下，误将出血当做月经来潮，会对妊娠不利。在怀孕初期，还会出现类似月经，但并非月经的经样出血症状，受精卵着床也会造成某些特殊体质的女性下体出血。经样出血虽是量少色淡的出血，但也可能会是流产的先兆，所以尽快在妇产科医师的诊断下正确判断，以免后患。

*乳房的变化

进入妊娠期，乳房再次发育。为了分娩后的哺乳，乳头增大，乳房皮下的静脉明显。乳头和乳晕颜色加深，乳头明显突出。乳头周围还出现一些小结节。甚至有时候乳房产生刺痛、膨胀和瘙痒感，偶尔还可挤出少量乳汁。这些都是激素分泌改变后，妊娠期出现的正常现象。受孕激素的影响，乳房在怀孕4-6周后开始增大并变得更加敏感，其总重量大约能增加到800克。重量的增加和孕激素的双重作用，拉长了乳房的韧带和纤维组织，因此乳房会有下垂的趋势。此时，如果有必要，一定要选择专用胸衣施予保护。随着血量的增加，有些孕妇乳房上还可能出现蓝色血脉网纹，不用紧张，一般都会在分娩后自然消失。

*孕反应

停经后会逐渐感到一些异常现象，这是由于呕吐中枢对增多的雌激素暂时不能适应，或与精神因素有关，称作早孕反应。最早出现的反应常常是怕冷，之后逐渐出现疲乏，嗜睡，头晕，恶心，反胃，食欲不振，挑食，喜欢吃酸食，怕闻油腻味等状况。唾液的分泌量增加，带来不适的口感。有的时候早起想呕吐，严重时甚至会出现头晕，疲乏无力，倦怠等症状。早孕反应症状因人而异，几乎大多数在怀孕初期的孕妇都会有恶心、呕吐的感觉，最敏感的在怀孕5周出现，而一点早孕反应都没有的人也很常见。这种早期孕反应一般会持续3个月，通常 3个月后，早孕反应就会消退。如果恶心、呕吐得非常厉害，造成进食困难，营养匮乏，则需要紧急寻求妇产医师的帮助，一般服用B族维他命可以帮助减少剧烈的孕反应。早孕期间食欲和饮食习惯常常有改变，这就是我们所说的“口味颠倒”。例如突然对烟、酒、茶和油炸食物产生厌倦或厌恶，反而喜食咸、酸、冰食物和水果，甚至偏食，只要没有严重的偏食现象，则按照孕妇的口感喜好进行调配，无须强迫进食不喜好的食物。

*皮肤的变化

有的女性怀孕后可表现为面部及腹中线有棕褐色色素沉着，可能会产生皮肤色素沉淀或是腹壁产生妊娠纹，尤其怀孕后期更为明显。有人怀孕时脸上会长雀斑或长痘痘，皮肤情况比平时差。孕妇腹壁、大腿等处皮肤可见长5—6cm 、宽约0.5cm的不规则平行裂纹，这些纹呈紫红或 淡红，产后逐渐变为银白色，持久不退。一般认为：是增多的肾上腺皮质激素参与而发生。有些女性怀孕后皮肤更加光滑细腻，但仍有30%的孕妇脸上或脖子上可能出现棕色孕斑，还有些孕妇脸上原有斑点的颜色加深，一般在分娩或断奶几个月后症状自行消失。多食用含维生素A丰富的食物能减轻症状。但日晒会加重症状，因此孕妇尤其要注意防晒。另外，皮肤被过度拉伸还容易留下妊娠纹，预防方法是整个孕期坚持使用专业按摩霜，增加皮肤弹性。这是激素引起的变化，对怀孕女性来说是非常自然的现象，不必太过担心。

*容易疲倦

怀孕初期易感疲倦。感觉精力不足，做事时精力很难集中，无精打采。即便睡眠时间充足，也会产生困顿感。

*肾脏和泌尿系统

因为膀胱受到日益扩大的子宫的压迫，常会有尿频的现象发生。到达怀孕的第三个月时，尿频的现象已是常见。对妊娠期状况不够了解，就可能会怀疑患膀胱炎所引起。膀胱炎与妊娠期尿频有一个很明显的不同，就是膀胱炎会造成排尿时伴随疼痛或残尿感。妊娠期尿频则不会有这种现象，纯粹只是因为怀孕后子宫逐渐增大，压迫膀胱，使膀胱的容量变小引起的尿频，所以大可放心。

因为妊娠生理变化，肾血流量增加。早期由于子宫扩大挤压膀胱，导致尿频的出现。孕后期，随胎儿胎头下降入盆，同样对膀胱会产生压迫，造成尿频的再次出现。此时，肾血流量及肾滤过率增多，相应的葡萄糖滤过增加。当肾小管对葡萄糖的再吸收无法增加时，就会出现妊娠期糖尿。糖尿、氨基酸滤过增加，为细菌生长提供了物质条件，所以此时发生尿路感染的几率则相应增高，应需谨慎处理。

*基础体温改变

基础体温是由指人经过6—8小时的睡眠以后，体温尚未受到运动饮食或情绪变化影响时所测出的体温。体内的孕激素分泌给改变时，基础体温常常会比平常偏高。

*毛发

怀孕后雌激素分泌增加。睾酮与肾上腺皮质激素产生增加，可使毛发，主要是阴毛、腋毛增多、增粗，头发变得更加浓密。同时，雌激素的分泌又刺激了雄性激素的分泌，促进体毛的生长。当出现这样的状况无须担心，在产后6个月内，多余的毛会自行脱落。

*眼睛

由于怀孕后体循环速度减慢，准妈妈的眼睛容易水肿、充血。所以此时一定要保证充足睡眠，睡前饮水应少量分次，这种状况会在分娩后此自然消失，无须多虑。此外，激素分泌的改变会导致视网膜增厚，所以一般建议不再佩戴隐形眼镜，以避免给眼球太多压力。如有必要佩戴框架眼镜即可，或咨询医生选择适宜的眼药水来保持湿润。

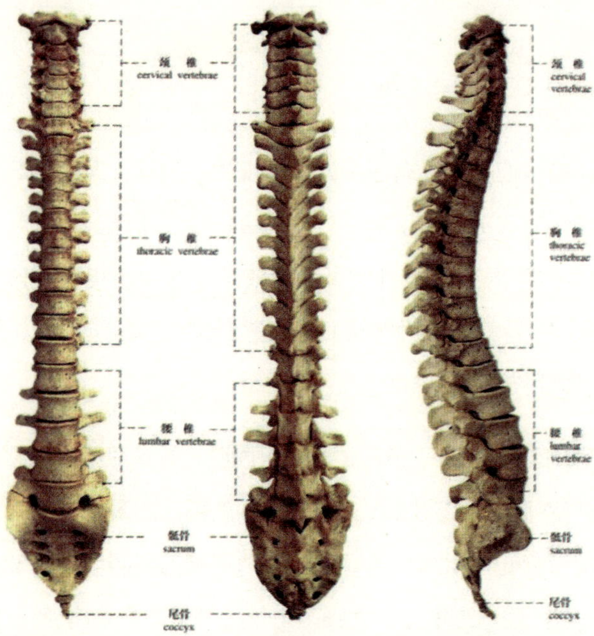

*脊柱

对于脊柱压力的内容，我们已经在孕产瑜伽中有所提及。怀孕后过度拉伸的腹肌失去对腰椎的支持作用，子宫重量的增加也给腰椎施加更多压力，再加上脊椎间的韧带在孕激素作用下变松弛、脊椎稳定性变差，因此腰椎弯曲变大，孕妇常感腰背疼痛。同样道理，乳房重量的增加也给颈椎施加更多压力，颈椎弯曲也变大。孕妇也经常感到颈部疼痛。分娩后2周内不适症状通常消失，适宜的锻炼有助于脊柱恢复正常生理弯曲。

*腹部

怀孕后，腹部原本平行连接的左右两束腹直肌逐渐分离，分别向身体两侧伸长，以容纳不断增大的子宫。妊娠3个月时，大部分的孕妇身上都出现这种腹直肌分离现象。此分离不会引起疼痛，个别女性的腹下组织还会向外顶出肚脐。分娩后，腹直肌需要6周时间依靠自身弹性重新并拢，适宜的运动能帮助其回收。

*臀部

准妈妈的臀部变宽变厚，主要是受孕激素影响。一方面脂肪容易堆积，另一方面骨盆上的骶髂关节和耻骨联合的稳定性都变差，再加上胎儿的压力，耻骨联合间隙变宽。以上变化除了影响美观，还容易导致准妈妈在做转体等扭转运动或上楼、上床、下车甚至走路时感到腹股沟附近疼痛或骨盆疼痛。

*手部

受孕激素影响，细胞间积水增加，容易导致上肢，尤其是手部水肿；子宫压迫主静脉，多余液体的排放受阻，也导致全身水肿。水肿现象在孕期最后4—6周最为明显，时常举手按摩有助于减轻肿胀。一般分娩后5天内会消肿。如果肿得过于厉害，最好咨询医生。

*腿部

孕激素对血管壁的松弛作用使静脉瓣闭合不足，影响血液向心脏方向回流，最容易在腿部形成难看的静脉曲张。此外静脉曲张还可能发生在头部，引起头痛、发生在直肠引发痔疮。预防的方法是充分饮水，尤其避免长时间保持同一姿势。如不要仰睡、坐着时不要交叉双腿、上厕所时间不要太长等。另外，坐下时最好将小腿垫高。

*口腔

牙龈充血，水肿增生，晨间刷牙时易牙龈出血。 牙齿易松动，过去认为这是缺钙所致，现已知牙齿中钙质是静止的，不受血钙波动所影响。孕妇常唾液增多，唾液PH值改变，泛酸易造成孕期龋齿。

*胃肠反应

妊娠时随子宫增大，胃被迫抬升，造成肠管被推至上方或腹腔两侧，盲肠和阑尾向外上方移位。如果肠道或阑尾产生病变时，造成的腹痛往往与宫缩很难区分，被误诊的几率较高。

在受大量激素的影响下，胃肠道平滑肌张力减退，蠕动速度减慢、减弱。胃排空时间延长，此时是为了更加充分的吸收营养以提供给母体和胎儿。所以上腹部饱胀感明显，为了避免消化负担加重，进食感觉较饱即可，不要继续进食。甚至可以在进食一段时间后再进辅食，千万不要因为长辈劝慰而持续进食。

虽然肠蠕动减少，但小肠的吸收功能并没有减弱。由于身体对铁、钙的需求量增加增加，使得吸收反见增多。粪便在大肠中积留时间长，水分逐渐被吸收，使粪便干结而产生妊娠期便秘。便秘与子宫增大对直肠的压迫加强，以及性激素对血管壁平滑肌的扩张作用，常会引起痔疮或使原有痔疮加重。

*体重增加

妊娠期体重增加可达12Kg，一般在孕13周前体重增加并不明显，到孕13周后平均每周增加350g，直至足月。必须注意的是，每周体重增加应该在500g以内，一旦超重则需注意是否隐性水肿的可能。

孕早期须知

我们认为孕早期的理想体重增加是在1500—3000克，除了要在孕吐的情况下尽可能的均衡进食之外，生活习惯也异常重要。

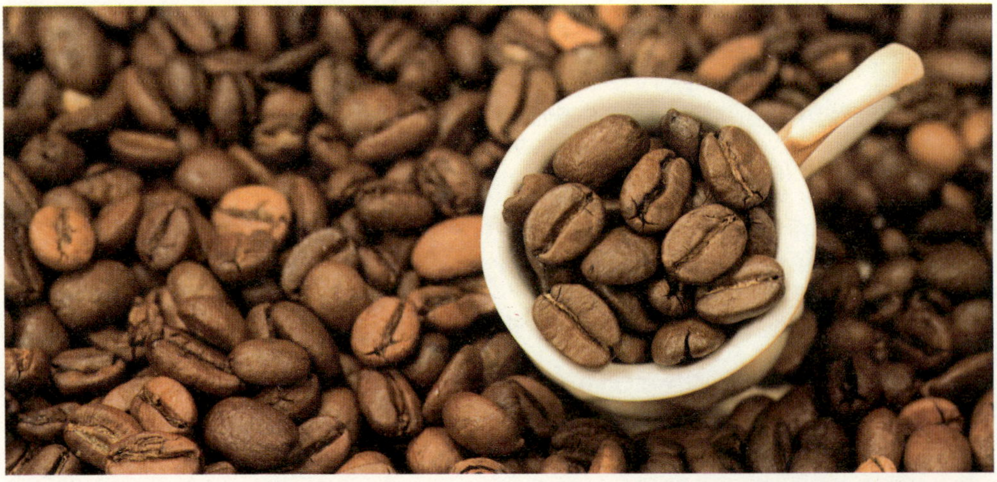

早期是胎儿的神经管形成的重要时期，除了饮食中始终要富含叶酸、不饱和脂肪酸和蛋白质之外，日常生活中应该避免一切可能导致胎儿神经管畸形的物质：

1.尽可能的天然食物。无论你购买有机食品还是一般食品，只要不是包装在袋子里、摆设在货架上、后面标注至少半个月的保质期的食物，都是可以选择的。如果要求更精确一些，那就是只要是需要你烹调的——不论是只需油稍微煎下还是需要手择水洗火烹，都是你现在可以选择的，不会影响你和胎儿健康的食物；大部分的人造食品，虽然口感较好，对孕吐的妈妈们更易产生食欲。可是看看它的另外一面，诱人的美味中往往是各种各样的色素、香精和防腐剂。这些物质虽然被允许适量添加入食品加工线中，但是在权威机构的检测中，在动物实验中认为长期食用会造成染色体异常。所以我们认为在妊娠期极为机体极为脆弱的状态下，避免摄取含有此些物质的食物，可以避免造成胎儿畸形及母体伤害。

2.尽可能清淡饮食。你可能在以前是一个嗜甜如命的人，吃辣就如同喝白开水一样，也热爱诸如咖喱、油炸食物，那我想告诉你，现在我们来戒“瘾”吧。这些“瘾”虽然不是我们所说的烟酒之瘾，但是对于妊娠这个特殊时期，当这些口味刺激的食物入口，会短暂加速血液循环的速度，一些物质会伴随血液循环进入胎体，影响胎儿的先天发育。同样，过于刺激的食物也会影响妈妈们的情绪，造成妊娠期情绪起伏波动过大，影响健康妊娠。妊娠早期的饮食口味习惯，尤其与妊娠后期的情绪休戚相关。越早调节越会感受到其脾益。

3.避免一切刺激物。这里所说的刺激物与前面的清淡饮食不同，我指的是烟、任何形式的酒、咖啡和浓茶。这些含有咖啡因、酒精和茶碱的刺激物，这些中枢神经兴奋剂具有成瘾性，这是由于它不仅作用于大脑皮层，还直接兴奋延髓。所以对于长期饮用刺激物的人，常常发觉一旦尝试戒除这些成瘾物，极易产生倦怠感，浑身困乏无力，所以即便是非妊娠期的人群，尽量减少饮用咖啡、浓茶和吸烟，都是保证健康最基础的行为；咖啡因类的刺激物在人体中被吸收的速度很快，一般大约在45分钟内就被胃和小肠吸收，然后被输送到人体的各个部位中去。不同的体质代谢的速度不同，肝脏有问题的人咖啡因在体内储留的时间会更长，而处于妊娠期的女性，咖啡因在体内储留的时间也相对较长。当处于妊娠期的女性饮用咖啡，那么咖啡因、茶碱等物质对胎儿的影响则不可低估，尤其对胎儿的先天神经系统发育是不可逆的伤害。同样，香烟也是如此，二手烟更不能忽视。你应避免一切让空气污浊的环境，避免一切影响脏器健康的物质。这些具有丰富毛细血管的器官，会为你的身体和宝宝带去丰润的营养，也会带去大量的污浊。千万不要忽视！

孕前期膳食计划

怀孕初期，妊娠呕吐的现象依旧强烈，此时进食似乎有些痛苦，你可能从未感受到食物如此不可爱！

不过，作为一个负责的妈妈，你千万不要耍小孩子脾气。做好孕前期的进食会为你以后抚养宝宝带来许多灵感呢！首先，当你发觉自己的孕吐已经影响了自己的三餐时，那么就要开始灵活的将三餐分解为四餐、五餐甚至是七餐。在均衡、足量的食物中，根据你不同时段的心情，选择不同的食物，但是最后都将这些食物吃完；其次，学着去改变食物的形状、颜色吧。这本来适用于婴儿的膳食方式，同样对你健康进食有帮助！比如，将瓜果切成可爱形状烹煮，在烹煮豆腐的时候加一点番茄酱，去除豆腥味还可以让豆腐看上去更诱人。对于已经对食物产生厌恶的你，或许会因为食物性状的改变而胃口大开呢。

我们常说粗粮有益健康，因为其中含有更多的矿物质、维他命和膳食纤维。但是粗粮却并不那么美好。较多的纤维会阻碍矿物质和其他营养物质的吸收。对于妊娠期的女性，虽然我们提倡食用多种粗粮谷物，但是也要学会粗细搭配。适当比例的白米白面可以及时供给能量，保持妊娠期较高能量的需求，促进营养素的吸收。

你腹中新生命的酝酿同时需要多种维他命、矿物质、优质蛋白质和优质脂肪的帮助。这时候饮食除了前面提到应该避免的食物之外，你还应该避免高动物脂肪、精加工食品，除这些之外，你就无须有什么避讳了。此时你对能量和营养素的需求空前增加，能保持适量的进食和多样化的膳食方式，会为你和你的宝宝带来最好的保障。

4 孕中体能支援——孕中瑜伽

经过了3个月的初期瑜伽练习，你开始渐渐触觉到瑜伽的舒适；

你比别人有更多的精力去应对早期的不适；

你更不易感觉疲乏，所以当你看这腹部渐渐隆起，是否感到幸福油然而生?

受孕后的前3个月，是谨慎的时期；

现在到了第4个月，你可以有更针对性地进行瑜伽练习；

让身体的感触更加明显、舒畅；

从此，你与宝宝的连接更加紧密；

你的身体可以为宝宝提供更安全的保护；

现在，我们开始深刻地与身体对话吧。

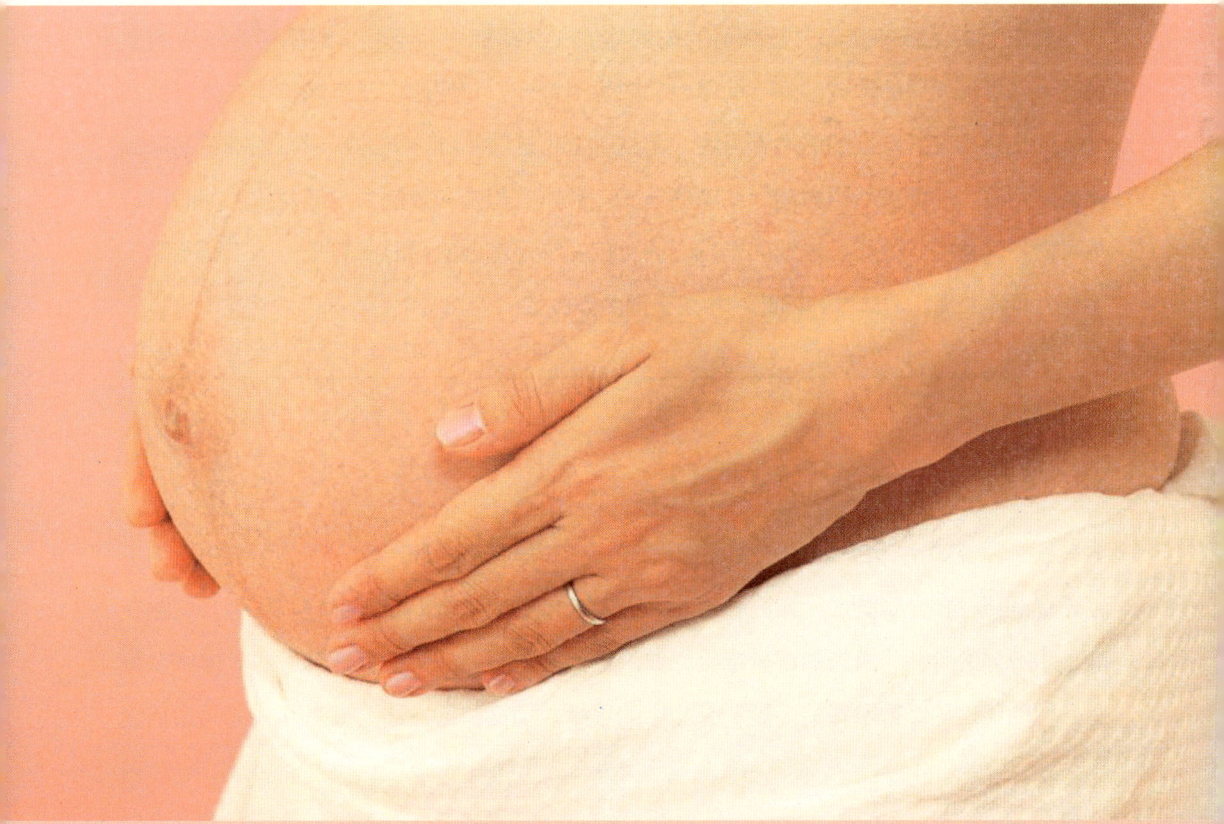

孕中期是指孕12周到孕28周期间。腹部及腿部的脂肪开始堆积，是为了在妊娠后期能够有储备的能量分娩和分娩后的哺乳。此时对能量和其他多种营养素的全面需求和身体的储存作用，会造成营养缺乏和能量过剩同时存在。你可以吃了过多热量的食物而忘记平衡维他命和矿物质的营养需求，所以适当的膳食调理和运动则比孕早期更加重要。

此时的瑜伽开始关注你的内分泌系统和腿部的练习。为了适应你内分泌系统的改变，瑜伽的体式更多的活跃胸腔和盆腔。同时强化腿部力量的体式也开始成为你瑜伽练习的重点之一。在孕后期，隆起的腹部会造成腿部压力的增加，血液回流减慢，静脉曲张和膝盖酸痛会让你感觉苦不堪言。在孕前期对腿部力量及耐力的瑜伽体式练习可以强化腿部肌肉对关节的支撑和保护，充沛的血液循环强化毛细血管通透性，帮助静脉血液回流，对妊娠后期及分娩后的经脉曲张非常有效；此外，针对腿部和盆腔的练习有助于顺利分娩，对于希望能够顺产的妈妈们更是带来巨大的帮助，这是由许多练习瑜伽的孕产妈妈们所共同认可的！

髋关节的活跃和腿部力量练习的瑜伽体式在孕初期由简至难，遵循循序渐进的原则。一些看似简单的体式却并不简单，功效也不单一，它们往往是更高阶体式练习的基础，即便是不在妊娠期的瑜伽练习者，都从不忽视这些基础体式的练习。在不断的瑜伽体式练习后，即便重新再做同一简单的体式，身体的感知和控制力与最初的练习时已经不可同日而语了。处于妊娠期的妈妈们，更应在练习瑜伽的同时修养身心，不骄不躁，不要为了体式而练习体式，如此你才会获得更多良益！

1.站立山式：

这个体式如同其名，以站立的姿态形同山峦，挺拔直立而平稳宁静。触感由上而下逐渐顺延脊柱贯穿到脚底，牢固扎根于地面。让所有的触觉都归于平静、松弛，感触在静止中身体的骨骼、肌肉的细微连接，血液顺延地心引力从头顶蔓延脚底的人体细微触感。伴随着这种细微触感的蔓延，头脑中的思绪、烦恼和压力逐渐被清除，如同山顶涌出的溪流，将一切杂污都溶于溪水而渗出毛孔，远离身体。不要对外界有任何的关注和聆听，封闭所有的知觉，只要关注自己的身体内部就可以了。

这个体式在平静思维和调节情绪时非常有效。它也是瑜伽体式练习前的基础预备体式，在保持时你会感觉身体左右晃动，这是由于长期站立行走和不良坐姿造成的自身平衡失调，所以在身体晃动时不要控制，任由身体轻微颤晃。在你不断的练习之后，你会发觉某一天，你的身体晃动已经不再像第一次一样剧烈了，这表示我们的身体已经在逐步改善了，我们对身体状态的认识更进一步。

双脚并拢，脚内侧从脚趾到脚跟内侧尽量完全贴靠在一起；

收紧双腿、臀部、小腹，顺延脊柱向上充分拉伸脊柱关节；

双臂带领双肩向下伸展，放松双肩，大臂贴近胸腔伸直，放松至指尖；

闭上双眼，眼睛放松低垂，保持平静、缓和的呼吸即可。

站立山式的保持时间并不限定，只要你感觉身体变得轻松、舒畅即可回复到其他的姿势或者接其他的瑜伽体式继续练习。

2.站立前屈式

站立前屈式是瑜伽的基础体式之一，它可以强化从腰腹至双腿的浅表层肌肉韧带，还可以加强脚踝至盆腔内的深层肌肉和髋、腿韧带。通过站立伸展，充分拉伸背部后侧的肌肉，舒肩展背，帮助孕期妈妈们缓解背部酸痛和肩背僵硬；站立前屈，活跃盆腔内的器官，促进血液循环，还可以起到按摩脏器的作用呢！

但是，站立前屈式由于面部朝下，所以感觉身体控制能力较差或在妊娠期头易晕的妈妈们，应该保护好自己的身体，在练习这个体式时在前方放置一把椅子来作为辅助工具进行；在整个妊娠期，所有的前屈体式练习，屈体弯腰的幅度在自己腹部可以承受的范围内，千万不要过度挤压腹部。

双脚分开同肩宽的距离，站立于垫子上；

深吸气，抬双手举过头顶，大臂尽量靠近耳朵充分拉伸脊柱向上；

深呼气，自腰部上半身向前屈，手臂保持伸直，带领上半身远离臀部；

保持双膝伸直，不要屈膝；

匀长呼吸保持，在你感觉并不吃力的情况下，始终保持脊背向前充分伸展；

吸气时，双手伸直带领身体回正，站立放松。

3.蹲式

蹲式练习其实很常见，但是要练习好却并不容易。与我们熟知的下蹲不同。在瑜伽的蹲式中，除了注重呼吸的配合外，对脚的位置与屈膝幅度都是有要求。尤其对于妊娠期的妈妈们，练习蹲式应该在自己可以承受的范围内，逐渐加大幅度，循序渐进。

在练习这个体式时，你可以明显的感受到双脚踝、双膝到大腿内侧的肌肉得到充分的拉伸、强化，从而更深入地强化到子宫的肌肉群。帮助盆腔的活跃，对于帮助分娩极有功效。同时，练习这个体式，当你感觉双腿力量不足够的时候，可以扶住一把椅子来进行，但是无论你最后能够蹲下多低，都不要让臀部低于你的膝关节，这样才既能锻炼到深层肌肉，又能保护好你的子宫和关节健康。

双脚站立于垫子上分开，略宽于肩部的宽度；

外八字，双脚尖向两侧分开，保持自然放松的状态；

双手十指相交，掌心向上放在小腹前侧，手臂自然垂落；

吸气，充分挺拔背部，保持面朝正前方；

呼气，弯曲双膝，放落上半身垂直向下沉落，在大腿与小腿呈120度时保持平稳的呼吸；

回复站立时，吸气，伸直双腿，双手垂落身旁，放松；

继续加强练习时，同样的呼吸方式，弯曲双膝呈90度，甚至可以到双大腿平行地板的幅度；

体式保持时，关注在你的大腿肌肉和盆腔开扩上，感受深层肌肉韧带的拉伸。

4.战士第一式

如果你是一个有过瑜伽练习经历的妈妈，你应该知道战士第一式为你带来的坚定感觉。如果你没有练习过，也没有关系。这个体式是你平衡与力量同时练习的开始，相对于之前的练习，你会发觉练习战士第一式有些困难。这是因为长期的不良姿态造成了我们对身体平衡和下肢力量的失控，伴随着你的练习不断深入，这个体式会变得更加容易——是你身体逐步改善的征兆呢！它是战士组列中的第一个体式，对力量与平衡的要求相对较低。这个体式对强化下肢力量和脊背的肌肉舒解有很好的作用。在保持体式时，均匀的呼吸为扩展的胸腔带来更深刻的运动，如同战士一样塑造坚毅的性格，可以帮助平稳妊娠期妈妈们的情绪，减少情绪波动，为宝宝提供更良好的孕育环境。

同前面的体式一样，战士第一式训练胯部和下腹部的肌肉，让更多的血液充盈下肢；体式保持时脖颈和背部的放松，可以帮助强化平衡和关注力，所以如果当你感觉腿部力量不够或者保持体式时身体紧张，可以减小两脚分开的距离，再进行体式练习。

双脚分开约两倍肩宽的距离站立于垫子上；

吸气，抬双手头顶掌心相对合十，手臂充分伸直，双大臂尽量贴住耳朵；

左脚尖向外转动90度，右脚尖向内收45度，双髋、双肩呈一个平面转向正左方；

呼气时屈膝，在你可以坚持的幅度上尽量让大腿与小腿趋于90度；

吸气，保持脊柱充分伸直，不要含胸弓背。同时尽量保持右腿伸直，为身体提供稳 固的支撑；

再次呼气，抬头，眼睛看向手心的方向，均匀的呼吸保持；

回复时吸气，头回正，面朝前方，伸直双腿，转回身体朝正前方；

呼气，双手由两侧放回体侧，放松。

5.蝴蝶式

当你看完蝴蝶式的练习步骤，或许会发觉这与我们妊娠前的准备练习动作之一相似。是这样的！蝴蝶式是腿部和髋部练习的晋级体式，它对骨盆健康很有益处。通过活跃髋关节促进血液循环流入背部和腹部，帮助改善泌尿系统功能——在妊娠期，泌尿系统承受着极大的负担，瑜伽的体式练习可以强化泌尿系统，帮助改善肾脏功能。其次，蝴蝶式对缓解孕期高血压也有帮助。早期的髋关节练习可以帮助在分娩时更易生产，降低痛苦感；长期的练习可以保护子宫，防止子宫移位，帮助产后泌尿生殖功能的恢复。

由于蝴蝶式会让身体前屈，所以练习时千万不要让腹部有压迫感。任何挤压腹部的体式都会对胎儿造成不良影响，不要为了达到某种你希望的动作幅度而强迫身体，爱护你的身体，就是爱护宝宝的健康。

坐在垫子的中间，弯曲双膝，将双脚脚心相对并拢在一起，双手紧握双脚脚趾；

深吸气，抬头，拉伸脊柱充分挺拔向上；

深呼气，双臂肘关节弯曲落在大腿上，上半身向前向下缓慢弯曲；

再一次呼气时，双手肘推动小腿至地面的方向，然后回到均匀自然的呼吸；

回复时，深吸气，抬头再次充分拉伸脊柱向前，再向上回到坐姿，双腿伸直放松。

6.瑜伽放松术

瑜伽放松术，常常在课程结束后练习，用于帮助安静身心，让血液充分在体内流动，帮助清除运动后的代谢废物和恢复肌肉的松弛。此时你会发觉身体内的血液流动是极具触感的，从腹脏到四肢，仿佛充满生命力，滋养每一个细胞。在任何时候，瑜伽放松术都可以练习，尤其在配合腹式呼吸的基础上，身体放松和清静思绪会更加有效。

练习瑜伽放松术可以在瑜伽体式完成后，也可以在睡前或者情绪较为烦躁的时候。如果你需要更深的放松，那么播放一些舒缓的音乐，在舒缓中，重新感受你身体的平和。

仰卧在垫子或床上，由头顶至双脚脚跟完全放松，尽可能让身体的背面落下；

双手掌心向上，放在身体两侧，稍微离开胸腔两侧，放松腋窝和手臂；

双脚分开同肩宽的距离，脚尖放松，分别向外展开；

闭上双眼，在匀净的呼吸中，去让每一块肌肉都没有力量一般，随着地心引力向下沉落；

当你感觉困乏，似睡非睡，没有关系，不要做任何的清醒和思考，伴随着这种感觉更加松弛，因为你的身体需要睡眠放松，来获得充沛的精力。

此刻，学会了解你身体最细微的触感。

如果你是一个没有任何瑜伽练习经验的准妈妈，在逐渐感受到瑜伽为你身体带来的变化，并感受到瑜伽带来的身体魅力，那么体式的花样并不是你应该关注的重点。反而在每一天，当你练习同一个体式时，发现自己的进步，身体对体式感触的加深和身体知觉的逐渐，这才是我们练习瑜伽——无论是否处于妊娠阶段——的目的。所以在孕中期的前一个月至两个月，上面的体式值得你反复练习。当你感觉以上的体式练习你已经可以较好地保持时仍旧平稳均匀的呼吸，那么我再建议你进行下面的体式练习。以下的体式难度相对提高，对更深层的肌肉、韧带和腹脏按摩加强，体式的功效也更全面，但是都以较好的肌肉控制、协调为基础。希望你循序渐进，量力而为。

1.战士第二式

战士第二式，被认为是对四肢力量强化最有效的瑜伽体式之一。它还对腹部、背部、胯部有益，预防静脉曲张非常有效；在保持体式时，尽可能保持你的胸腔与双髋朝向正前方，而脖颈转动则只带动两侧的肌肉，放松同侧肩膀，保持下沉；这个动作的正确练习，保持时会感觉四肢血液的不足而造成发酸、微麻，这时血液主要集中在盆腔和肩颈部位，促进淋巴循环，加速新陈代谢，从而提高人体的免疫力。

如果你感觉这个动作练习起来有些吃力，那么先从腿部练习开始：减小双腿的间隔距离或是双手扶腰做腿部扭转练习都可，要保持双腿有力的支撑。屈膝，当大腿不能与地面保持平行，那么大于90度的屈膝也是可以的。双脚的两个脚掌都应该平稳落地，处于后面的脚掌不应该离开地面。此类的腿部力量体式练习，无论双腿分开的幅度在两倍肩宽或一倍半肩宽，处于后侧的脚都要牢牢踩住地面，力量应尽量均衡稳固。

双脚分开两倍肩宽的距离站立于垫子上；

吸气，双臂由两侧平举成一条直线平行地面，左脚向外转动90度；

呼气时，弯曲左膝，使小腿尽量垂直地面，大腿平行地面；

臀部与大腿肌肉收紧，保持双髋、双肩正对前方，没有任何扭转；

再次呼气时，转动头部向左，眼睛顺着左手看向远处，肩膀放松下沉；

保持时，脊柱充分端正挺拔。均匀的呼吸保持，直至手指发酸发麻时回复；

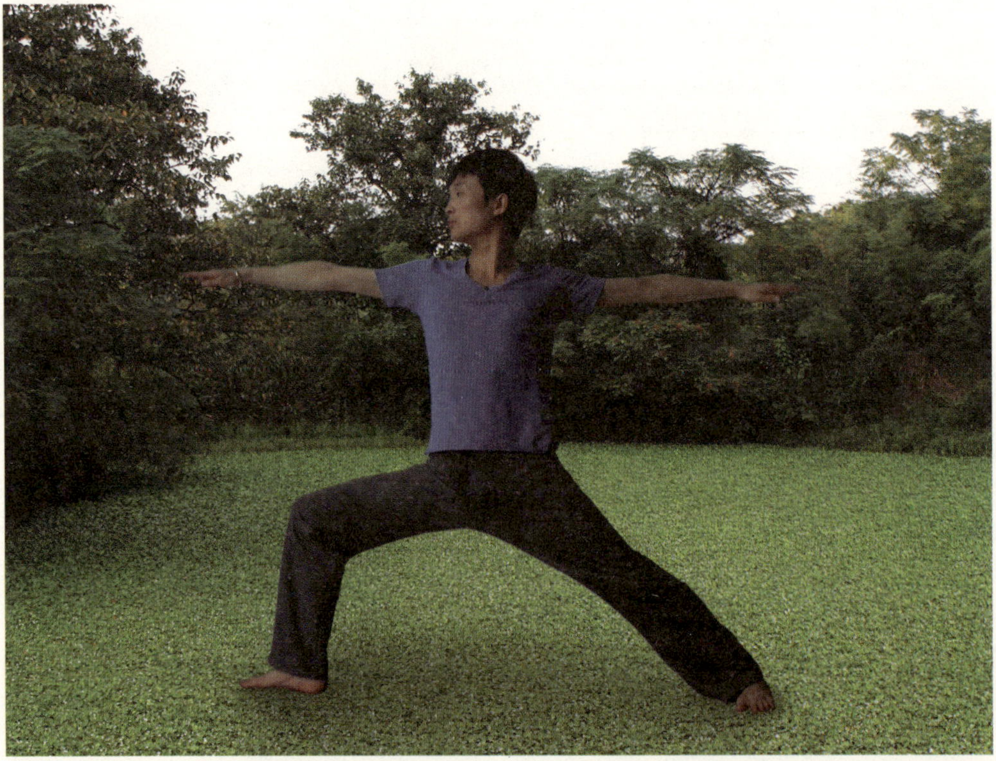

回复时，深吸气，头回正，伸直左腿，转回左脚尖朝前方；

呼气，放松双臂回到体侧，呼吸调整。

2.桥式

我一直认为桥式是最形象的瑜伽体式之一，它通过胸腔上抬来强化胸腔的扩张，帮助胸椎的反向舒展，对于腰背、臀和髋关节存在的不适有非常好的修复和改善作用。通过强化脊柱的力量和灵活性，让中枢神经系统得到全面的刺激，对于帮助缓解妊娠期失眠、四肢酸麻、脖颈酸痛和肢端血液循环不畅亦有裨益；这个动作会充分打开髋关节和锻炼腹部外侧的肌肉，对于帮助产后恢复由于妊娠期隆起腹部分开的腹直肌恢复很有效用，所以我们认为这个瑜伽体式在妊娠初期和分娩后都应持续练习。此外，这个体式可以帮助防止静脉曲张，缓解胃部的压迫不适，加强肾脏功能和预防便秘，帮助身体排出体内毒素。

这个体式的练习关注点，应该在你的双大腿和臀腰部肌肉的收紧上。肩膀和双脚仅作触地支撑，而力量的核心应该是大腿和臀腰部肌肉。当这些部位的肌肉收紧后，背部离地可以更高，胸腔扩张程度加深，膝盖部位不会受到过大的压力。这时桥式的练习才算是有效的。如果你感觉力气不够或者肌肉灵活协调性不足，那么可以双手托腰，手肘支地来辅助。伴随着练习的进步，尝试去唤醒肌肉的力量和灵敏度。

躺卧在垫子上，弯曲双膝，尽量将双脚脚跟贴向你的臀部；

双脚分开同肩宽的距离，保持双脚平行相对，双手放在身体两侧，掌心向上；

先尝试收紧臀、背和大腿的肌肉，吸气时，慢慢抬起臀部离开垫子，带领脊柱缓慢上升，离开垫子；

当臀部抬到最高点上，保持你的呼吸，再次协调臀、腰、大腿的肌肉收紧来支撑身体，保持自然的呼吸；

如果感觉困难，手肘弯曲抵住垫子，掌心向上托住你的后腰部，保持呼吸；

尽可能缓慢、均匀、深长的呼吸，去感受呼吸深度的加强，气体顺畅的感觉；

回复时，呼气，慢慢弯曲手肘，一节一节有控制地放下你的脊柱，不要一下子落到垫子上，保护好你的腹部和腹中的宝宝；

感受脊柱松弛，舒展的感觉；闭上眼睛，呼吸放松。

3.单腿伸展简易式

这是针对妊娠期特别简化的单腿背部伸展式，是为了更好的保护好你腹中的宝宝。如我所说，妊娠期的瑜伽体式练习是为了你和宝宝的健康，而不是为了成为一个“柔软妈咪”。所以我们在保留背部伸展式对身体的益处的同时，降低练习幅度和难度。在练习时，注意保持腹部没有任何的压力，不要过分拉伸和挤压你的腹部。

如果标准的单腿背部伸展式一样，简化的体式同样可以滋养你的脊柱神经，帮助疏解背部的酸痛和僵硬，有助于消耗腰部多余的脂肪；这个体式会按摩腹脏器官，强健肝脏和脾脏，帮助促进血液和淋巴液的循环，强化肾脏并对肠胃问题有缓解功效，消除胃胀气。我们认为这样的体式会帮助血液汇聚于盆腔，帮助改善女性的内分泌系统和保持子宫的健康，同样它也可以帮助减少分娩的疼痛和产后的腹部恢复。

练习这个体式时，尽量把身体向前向脚尖的方向拉伸，让你的背部尽可能的平整。体式保持时，先从脖颈开始放松，然后是双肩放落下来，让你的胸腔平整而不是含胸弓背的紧张姿态。以呼吸自然、顺畅为佳。

坐在垫子上，双腿向前伸直，右脚完全将脚心收到左大腿的内侧，贴靠在一起；

左脚脚尖向上勾起，让左腿背面完全贴住垫子，感受腿部后侧强烈的拉伸感；

吸气，抬双手举过头顶，充分上举拉伸背部后侧伸张向上，掌心向前；

缓慢呼气，同样缓慢的弯曲身体双手抓住左大腿或者小腿都可以，尽你的可能向脚踝的方向；

保持呼吸，每次呼气时拉动上半身靠近脚。双眼放松闭上，感触你的背部不断伸展、舒扩的感觉；

回复时，吸气，双手臂带领上半身回到坐姿直立，抬头面朝前方；

呼气，双手放落回身体两侧，扶住垫子放松，然后依同样的方式和呼吸换腿练习。

4.英雄式

英雄式是以英雄坐为基础的体式，它与瑜伽常见散盘坐姿或莲花坐相反。这种坐姿会充分拉伸双腿外侧的肌肉韧带。这个体式会拉伸我们平时很少活动到的脚腕内侧的韧带——由于长期的站立、行走而对足部跟腱和脚腕长期压迫，造成血液循环不畅，伴随着年龄的增加，脚腕的韧带退化造成站立行走障碍，所以越早的预防就会带来越大的收获；在妊娠期这个特殊时期，由于体重在短时间内的迅速增加，腿部血液回流减慢，本身就会造成脚腕等细微部位的血液循环不畅，加之增加体重的负担，此时的练习则显得更加重要了。

从中医的经络来看，这个坐姿会刺激肝胆经，帮助缓解肝胆疾病，强化肝脏功能，促进排毒和提高免疫力。这个体式应该会让你的腿部有紧张感，脚腕处略感紧张。在体式保持时，关注在你的胸腔扩张和腿部伸展上，放松呼吸，从而加强呼吸的深度。

当你选择英雄坐来练习，初期可能臀部无法放置在双脚之间的垫子上，没有关系，你可以选择一个辅助工具来进行体式练习：将一个蓬松的软垫子（最好有一定的厚度）放在臀部下方，然后坐在垫子上。伴随着不断的练习，等你的身体适应这个体式，在保持时不再感到困难，就可以把垫子取出来了。

弯曲膝盖，跪撑在垫子上，然后保持双膝并拢在一起，双脚分开；

重心向后坐在双脚之间的地面上，保持呼吸；

双手十指相交于小腹前侧，翻转掌心向前，将手肘推直；

吸气，抬双手举过头顶，呼气时抬头，眼看手背的方向，呼吸均匀保持；

回复时吸气，头回正面朝前方。呼气，放落双手臂回到身体两侧。

5.顶峰式（参考练习）

这又是一个瑜伽的经典体式。如果你练习过哈他中的下犬式，那么这个体式是类似的，只是脚位和手位略有差别。

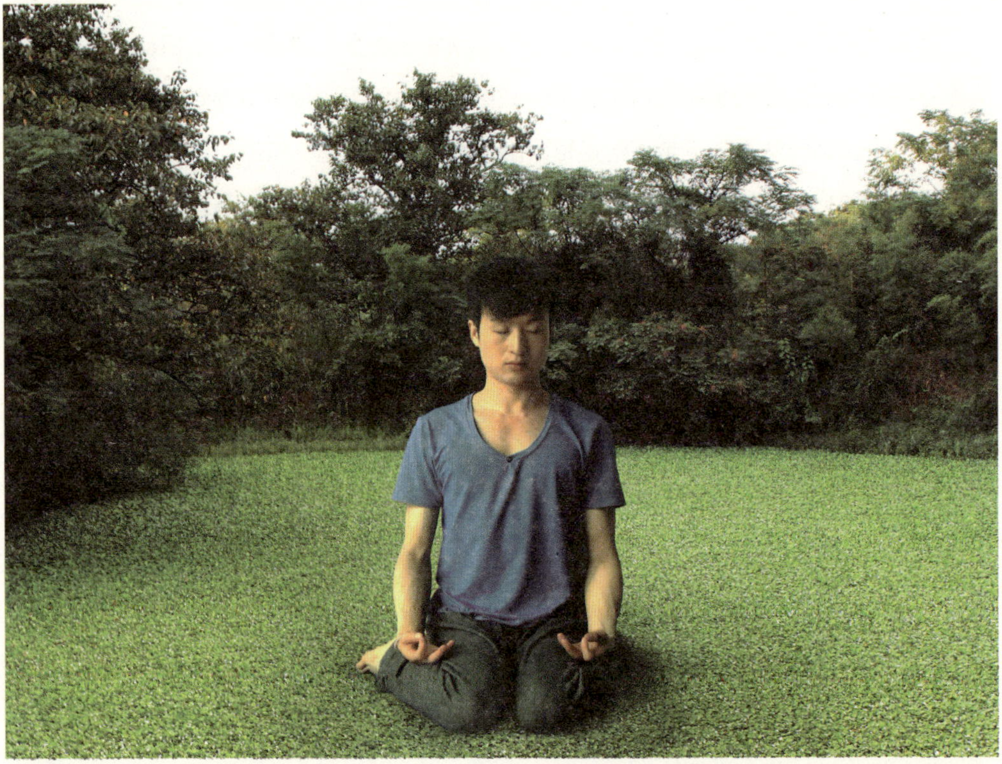

顶峰式是瑜伽常用体式之一，在拜日式中顶峰式作为过渡体式使用，这是因为它对整个后侧肌肉、韧带的拉伸和疏解。而单独练习，被认为是一个具有排毒功效的体式，它对于帮助血液均匀流向身体上下两端，促进代谢废物的排出和全身血液的循环极具作用；其次，它还伸展并强化小腿肌肉，改善关节，缓解关节老化和静脉曲张。

在教授瑜伽的课程中，我们将顶峰式作为常练体式。每个人在不同的练习阶段，对这个体式的感悟不同，伸展程度和肌肉、关节的协调能力也会出现差异。标准的体式练习往往会要求脚跟下踩，让双脚的脚掌完全落地，从而让腿部的拉伸达到最大值；双肩下沉，额头落下点地，下颌保持收向锁骨的位置，改善整条脊柱关节和强化脊柱两侧的肌肉。但是作为处于妊娠的准妈妈，在没有任何瑜伽练习史的情况下，我们对这个体式练习持保守态度。也就是说，除非你个人认为你的身体素质较好，妊娠前没有过低血糖、眩晕症、关节损伤，并且力量较好，那么这个体式我认为是可以练习的——同样有过瑜伽经历的准妈妈们也可以练习这个体式；如果你没有任何的瑜伽经验，并且在前面的体式练习中已经感觉困难，呼吸紧张，肌肉协调能力不足，那么这个体式至少在现阶段是不应该练习的。

最后，当你练习这个体式时，在臀部上抬的过程中，尽量脚跟下落，但是不要勉强自己。如因腹部隆起而无法完成标准体式，那么脚跟垫高，然后伴随吸气时上抬，呼气时下踩的来回运动，也是可以的。

跪撑在垫子上，臀部向后坐在脚后跟上；

吸气，挺直背部向上，充分拉伸脊柱。呼气时向前，向下，将双手放在垫子上；

双手分开略宽于肩部，抬起臀部向上，双手双膝着地；

再次吸气，伸直双腿的同时，向后向上充分抬高臀部，让双臂与背部呈一条直线，头放落在双臂之间；

呼气时，脚跟下踩，眼望脚趾，下颌微内收，保持均匀的呼吸；

在回复时吸气，先抬高脚跟，呼气弯曲双膝放落在地板上；

臀部坐在脚后跟上，双手放在小腿两侧，掌心向上，手指、脚趾同一方向；

将上半身贴在大腿前侧，放松肩背，调整呼吸放松。

6.抬腿屈膝式

抬腿屈膝式是一个简单的体式，除了会活动到膝关节和小腿外，还会活动到我们的小腹。对于舒缓的按摩脏器，在这个特定的妊娠阶段，非常有益。

这个体式的练习除了绷紧脚尖和活动双膝外，最重要的一点就是要保持肩背的放松，始终贴住垫子，不要有任何的紧张、起伏。很多时候，这个体式的练习过程中，我们发现不少的人在练习时，不相关的身体部位会紧张，造成体式练习的针对性不强，身体僵持而酸痛。

这个体式的练习只与腹部以下有关，甚至对腰部以上的肌肉都不会有什么关联，所以在练习时候，始终提醒自己的上半身放松，保持双肩、腰背贴地，松弛而舒展。将你的注意力和触觉集中在膝关节、小腿和腹部前侧上。去感受这种温柔的按摩。

仰卧在垫子上，放松背部，双腿伸直并拢在一起，双手掌心向上，放在双膝旁侧；
吸气，弯曲双膝，抬起双脚离开地板，让大腿垂直于地面，小腿平行于地面；
呼气时，弯曲膝盖，脚尖绷紧向下地面的方向，让大腿与小腿后侧尽量贴靠；
再次吸气，回复到小腿平行地面的位置，再次呼气，继续练习；
去感受腹部前侧和盆腔深层肌肉的活动、拉伸，保持呼吸，感觉发酸时，吸气，
伸直双腿，放落双腿回到垫子上，放松调整。

从大约第六个月开始，你的腹部隆起愈加明显。每一次、每一天的瑜伽练习，始终由基础的部位练习到体式的选择练习相结合，让你全身的肌肉都得以充分的舒展。此时你可能并没有完全掌握略微难度的体式要领，但是你已经可以感受到不同体式对不同部位的拉伸和疏解，所以持续练习简易体式是你每天的功课之一。我认为简易的体式是所有稍难体式的基础，这如同我们中国古代故事中的蹲马步一样，没有稳固的底盘，就没有高深的武功。许多身体运动，都遵循这样的规律，没有捷径可走。无论你是一个有着瑜伽练习经历的准妈妈

还是一个初次触摸瑜伽的身体力行者，我都认为不可脱离基础练习，即便是教授瑜伽的老师，也是如此。

现在在你可以较为顺畅练习基础体式后的补充练习，在整个孕中期的末尾阶段，你可以选择尝试或是练习，来获得更多的瑜伽益处和身心修养。

1.敬礼式

练习这个体式，会让你的体态更加优美——妊娠期的妈妈也可以很美的哦！

当我们练习敬礼式时，会感受到来自下腹部的肌肉活动，起到温和按摩的作用，保护腹脏器官；同时，它对于颈项有着较强的拉伸作用，通过伸展颈项带动肩部肌肉的舒展，缓解紧张的情绪；在体式变化时，对四肢关节的舒展和挤压会帮助恢复肢端神经的敏感性，帮助改善四肢酸胀、麻木等状况；由于对髋关节和腹部的温和活动，可以帮助减少妊娠期便秘和胀气，以及帮助分娩时减少疼痛，更易生产。

这个体式的练习，会对脚腕关节的伸展和力量有一定的要求，所以当你无法顺利完成这个体式的时候，一定要伸展脊背、保持平整，适当加大双脚分开的幅度或将手肘置于膝盖上方。

双脚分开略宽于肩部的距离，然后缓慢屈膝，蹲下来；

双脚脚掌尽量完全落地，踩在垫子上。弯曲手肘，双手合十胸前，将双肘抵住双膝内侧；

深吸气，微抬头看向头顶上方，脖颈向上、向后伸展，同时双肘向外推动双膝向两侧充分伸展；

保持均匀的呼吸，完成几组深呼吸；

呼气，双臂并拢向斜下方伸直，指尖指向地板的方向。尽量将你的双大腿集中并拢，身体微微前倾，保持重心落于双脚的脚掌上；

保持几组呼吸后，松开双手放在垫子上，帮助臀部坐下来，调整放松。

2.婴儿欢乐式：

婴儿欢乐式在常规的瑜伽课程中被用于最后的放松练习，这是因为它是一个仰卧的体式，对于充分打开、放松髋关节和松弛腰部和臀部很有效果。这个体式同样有练习的标准，对于没有坐骨神经痛和椎间盘突出的练习者，会尽量带动双膝向下落向地板的方向。而对于妊娠期的女性，我们则尽量保持减少腹部挤压，保护好腹中的宝宝。所以在练习这个体式时，你无需将双膝下压，也不要让腹部有任何挤压感。

通过这个体式，你将获得胯关节伸展和活跃骨盆的功效，同时对于改善你肠蠕动，减少便秘亦有帮助。通过放松腰部和尾椎，松弛神经，让紧张的身体渐渐趋于平静，对于希望顺产的妈妈们，我们认为这个体式也非常有帮助哦！

仰卧在垫子上，如感觉不适，可以在腰背下垫一张柔软的厚巾；

抬起双脚离开垫子，弯曲双膝，但不要压迫你的小腹；

吸气，抬起双脚向上，尽量让你的双小腿与地面呈90度；

双手握住双脚踝外侧，让双膝尽量靠向腋窝；

尾椎贴近垫子，保持腰部松弛，双大腿向外扩展，离开小腹；

呼气，双手拉动脚踝向外侧打开双髋，微向下压双膝，在你感觉不吃力的程度上保持呼吸；

回复时，吸气，抬腿向上，屈膝，呼气时放双脚回到垫子上，伸直双腿放松。

3.猫弓背式

在瑜伽体式练习中最常见的体式之一，也是放松中最广泛应用的体式，无论这一堂瑜伽课的练习目的是什么，猫弓背式都可以被使用在其中。尤其在脊柱梳理和脊柱两侧肌肉力量练习的体式后，我们会接一组猫弓背式来放松整条脊柱神经，疏散背部的酸痛和脖颈处的紧张。

这一个非常形象的体式，对于准妈妈们来说，猫弓背式可以充分滋养脊柱神经，让脊柱更富弹性，从而强化神经系统；它还可以改善血液循环，改善胃部的不适，促进消化。通过舒展脊柱，帮助子宫恢复到正常的位置，有益于分娩；对于处于妊娠中期，腹部的重量可能会让你跪在垫子上感觉有些吃力，此时可以在膝盖下面垫厚毛巾、毯子之类的柔软物保护关节。

跪撑在垫子上，双手放在肩部下方，让双手臂与双大腿平行，并垂直于地面；
自然放松，让背部没有任何的力量，下腹和胸腔自然下沉，眼睛看向前方；
吸气，抬起头部，眼看天花板的方向，臀部向后向上提起，背部充分收缩；
此时腰腹部再次自然下沉；
呼气时头低垂，下颌尽量靠近锁骨，拱起背部，臀部微内收，让你的脊柱如同拱桥一般，肩部上提；
依你舒适的呼吸频率，继续在吸气和呼气时进行体式练习，完成5组左右后，坐回垫子上放松。

瑜伽练习意识：

我们都知道，在妊娠中期的妈妈们，其实都有着不小的负担。体重的明显增加、内分泌系统的持续改变、情绪的波动更大，会让我们的身体负担和产生的毒素比之前更多，这对于妈妈们和宝宝们来说都是不好的因子，甚至会对宝宝的先天遗传有所影响。所以在此时此刻，放下这本书，将书页合起来，闭上眼，做一次深呼吸，我们再继续读下去。

在这里，我希望你明白一个道理：瑜伽的体式练习，会为我们的身体带来巨大的变化，你在负担增加的同时，也在为自己做着积极的努力。这是我所感动和尊敬的！但是这里有一个道理要告诉你：瑜伽既不是减肥的工具，也不是妊娠的工具——这些都是它所产生的效用之一。我希望伴随着妊娠中期的到来、瑜伽练习的增加，你与腹中宝宝有更多的连接和感触，你对身体的细如毫发的感知，你更了解你的身体，尊重它、爱护它。不勉强自己做任何的超过自己能力的难度体式！在练习每一个体式的同时，去感受哪怕是一个吸气或者呼气接连的动作为你身体带来的细微变化、协调和舒展。

好了，我们一起好好感受瑜伽和愈来愈丰富、灵活的身体吧！

现在，我们听听呼吸吧！

处于妊娠中期的瑜伽练习，体式往往是对四肢和盆腔的活跃，帮助妊娠后期可能出现的循环代谢减慢问题提早预防，例如静脉曲张、妊高症和情绪波动较大等。这些问题都不是疾病，并不会给你的健康带来即时可见的危害，但是据研究发现，妊娠期不运动的女性比运动的女性，分娩后身体恢复的时间更长，免疫力较妊娠前变差的有27.2%；分娩后几年，自我感觉精力、体能下降的占47.6%；约6.2%的妈妈们出现糖尿病和高血脂——她们在妊娠前的检查中没有任何的血糖、血脂问题！而除了饮食之外，适当的有氧运动是妊娠期期妈妈们唯一可以做的有效措施，而产生的作用则不容小觑——这些运动都非常的温和！

我们在前面的内容中讲过，除了食物之毒、水之毒，影响女性和宝宝先天健康的就是情绪的“毒”。由于激素水平的波动造成妊娠期情绪起伏波动较大，是非常常见的现象。但是过于激烈的情绪波动会造成整个妊娠期的问题，因为情绪激烈波动会引起神经系统及内分泌系统的改变，牵连宝宝的先天健康：早期的情绪波动会妊娠反应加剧，影响胎儿的稳定，可能会造成流产和胎儿畸形；中期母体情绪波动过大，让宝宝先天体质变差，免疫力低下和出现心理问题；后期造成分娩困难，流产、造成和胎儿的死亡。

适量、温和的有氧运动则可以舒解情绪，促进新陈代谢，让更多的氧气深入母体，为宝宝提供充足的养分；运动对内分泌系统的改善和肌肉的活跃，会让妊娠期的妈妈们更容易分散精力，调节情绪，而不是关注妊娠带来的身体负担上；瑜伽的不同在于除了体式的练习，还有呼吸的关注和练习。在妊娠期除了生理上的改变，会伴随着生理性紧张的出现，学习瑜伽调息来松弛、安抚神经系统则非常有效。在妊娠期准妈妈的瑜伽练习中，调息是身心健康的一剂无形“良药”。吸气时扩张，呼气收缩，横膈膜随着呼吸上下移动，可按摩肝脏、脾脏和肠，刺激整个腹部的循环系统和腹中的胎儿，为胎儿提供更多的氧分子及营养，促进胎盘的健康。

刚开始练习瑜伽调息时，你的呼吸控制常常是刻意的、人为的，而不是自然而发的。此时的练习，你需要铭记，无论你是否适应这种呼吸，无论你希望能够在多短的时间内掌握它，都不要在日常和练习时屏住呼吸。经过一段时间之后，你将在练习的过程中会体会到一种自然而然的频率，从而在呼吸间调整身体和心灵。练习瑜伽调息，你要掌握的要领有：

1. 在妊娠期练习调息最主要的作用就是调节身体和心理，尤其是心理，让你心情舒畅地度过妊娠的这十个月。

2. 最好选择在平和安静、空气流通的地方练习调息。

3. 刚开始练习时不要过于心急，否则会把自己搞得筋疲力尽，结果也往往适得其反。

4. 最好空腹练习，大小便之后再做效果更佳。

5. 可以坐在瑜伽垫、地毯等上，最好选择一种瑜伽冥想的姿势练习调息。

6. 妊娠期练习，呼与吸之间的停顿时间不能太长，更不要屏住呼吸，因为宝宝随时随地需要你的呼吸来维持生命。

7. 在妊娠的不同阶段可能会出现血压降低、呼吸短促、头昏眼花等症状，此时应暂停练习。

8. 调息是在任何时间都可以做的练习，在你完全清楚方法和功效之后，可以在你需要的时候练习。每天都可以做的调息法是“清理经络调息”，你可以在每天早起和晚上睡觉之前做。

9. 当你觉得自己深长的呼吸节奏被搅乱时，这通常意味着身体已经疲倦了，这个信号告诉我们应该立刻停止练习。

10. 如果感到身体或情绪有任何消极的反应就应当暂时停止练习，有可能的话，最好咨询一下专家或医师。

蜜蜂式呼吸：

还记得我们小时候听到蜜蜂在花丛中飞舞的“嗡嗡”声吗？小时候我们都以为那是蜜蜂嘴巴发出来的声音，后来才知道，那是蜜蜂高频率震动翅膀的声音呢！这种声音有些低沉，现在你试试，用嘴巴发下“嗡嗡”声。

现在，我来介绍下蜜蜂式呼吸法吧：

这种呼吸法对妊娠期的女性非常有益。伴随着呼吸，你的肺部被输入的氧气震动，此时胸腔受到轻微的震动，帮助舒缓紧张的胸腔，减少静脉的压力，所以当你情绪较差，感到胸闷时，练习蜜蜂式呼吸极有裨益。

在这种特殊的调息练习中，呼气的时间尽可能舒适地延长，可以让你加强对呼吸的控制，产生特殊的镇静安神的功效，这种功效伴随着对呼吸的控制能力加强而愈加明显、有效。同时，这种调息练习，可以让准妈妈们为分娩做好准备哦！

以你感觉舒适的瑜伽坐姿，坐在垫子上。嘴唇保持紧闭，保持鼻腔呼吸；

平静呼吸，安静的将气体吸入到体内，达到呼吸的最大深度；

缓慢呼吸，呼气的同时最大的发出如蜜蜂一样的“嗡嗡声”，此时声带及嘴唇边缘会感觉微麻，这是正常的现象。你可以略为调整后，继续练习。

练习完成后，闭上眼睛，放松嘴唇及牙齿，放松面部肌肉，调整放松。去感受此刻内心的平静、松弛，将所有的情绪伴随着你的呼吸，重新平静下来。想象你的身体处于花丛之中，没有任何的烦扰和琐事的纠缠，一切都是自然中的平和。

清理经络调息：

当你听到这个调息法的名字时，你应该可以猜出它具有的功效之一了，那就是：帮助清除血液中的毒素。

瑜伽认为这种调息法可以为体内提供充足的氧气，让二氧化碳代谢出体外的同时，清除肺部中长期因呼吸不深而积聚的废陈之气，滋养全身。在经过长期的、熟练而练习得当的基础上，这种调息法可以平复心境，焕发精神，重新让身体充满能量和活力。还可以改善食欲，帮助减少妊娠期带来的生理不适。对预防孕期糖尿病、妊娠高血压和缓解便秘亦有帮助。在妊娠期的任何阶段，你都可以练习这个调息法，会帮助你更好的、更少痛苦的分娩哦！

练习调息与瑜伽呼吸是相辅相成的，但要求又更高。但是调息是以腹式呼吸为基础的练习，吸气时腹部扩张隆起，呼气时腹部向内收缩。调息时，整个呼吸的过程应该缓慢、均匀而流畅，要尽可能的深长，尽量充分运动双肺；吸气时让气体充满肺部，呼气时将所有的气体全部呼出，感受气体交换的肺部扩张与收缩感。但是呼吸不应因为刻意而用力，强制和憋闷，要让你的调息自然、顺畅进行。

以你自己感觉舒适的瑜伽坐姿，在垫子上保持双臀贴地，背部立直向上，充分伸展脊柱；

双手置于双膝上方，闭上双眼，放松呼吸。将所有的注意力凝聚在鼻尖，去感受你的呼吸；

弯曲右手的食指和中指向掌心方向，放松指尖，抬起右手将无名指按住左侧鼻孔，保持右侧鼻孔通畅，然后缓慢而均匀的深吸气；

当感觉气息充满体内，松开无名指，换拇指按住右鼻孔，保持做鼻孔的通畅，然后缓慢、均匀呼气，直到气息呼尽；

呼气完成后，顺势左鼻孔继续深吸气，完成吸气后，换无名指按住左鼻孔，换右侧鼻孔呼气。循环完成你可以完成的组数后，放下双手，垂落双眼，调整身体放松；

也就是说，吸气与呼气的通道——鼻孔是相反的，用手指按住鼻孔是为了保持一个呼吸通道的顺畅，所以抬起的右手臂、肩膀和手腕都应尽量放松。

5 孕中期营养补给——膳食与营养计划

孕中期被认为是纠正母体营养水平，改善胎儿健康状况的黄金时段。根据孕检结果，以“多退少补”的原则适用于孕中期的营养补给则是遵循的原则。此时既要避免营养不良，还有防止营养素过于密集而造成吸收不良、囤积过剩。此时的膳食，应该保持适当的比例，以避免分娩后的肥胖。许多分娩后的肥胖妈妈就是因为在这个时候依旧盲目乱补、毫无节制进食而造成的。

孕妇肥胖只是外在的现象，内在则影响宝宝的生长发育，分娩时极易出现超重儿、肥胖儿。所以以“粗细搭配，能量均衡”来指导孕妇此时的膳食，则会起到健康增重的目的。

此时妊娠反应较妊前期减弱，孕吐现象逐渐远离你的身体，情绪的好转会重新点燃妊娠期的妈妈们对食物的热爱。对于本身妊娠前就热爱食物的妈妈们此时要有自我节制的能力，虽然腹中宝宝的发育此时发育加快，对几乎所有营养素的需求都有，孕妇补充丰富的营养势在必行，但这绝对不是你放纵自己进食的借口。你和丈夫、你们的父母都要时刻谨记“全面的营养来自均衡的饮食”，对任何食物的偏执都会对你和你的宝宝健康造成不可逆的影响。

优质的蛋白质来自于豆类、蛋类、瘦肉和奶类等，这些蛋白质吸收率较高，所以每天的蛋白质摄取量不应该太高。例如你每天的蛋白质摄取量大约在一到两个鸡蛋（含鸡蛋制成品），200克瘦肉类和一杯大约300毫升的牛奶，无需另外吃过多的富含蛋白质食品。因为从其他的蔬菜、谷物当中，你也可以获得蛋白质。虽然吸收率不如蛋类那么高，但是它们会减少肾脏的负担，均衡蛋白质的品质。

此时，适当的脂肪是必需的。除了烹调使用的食用油外，其他的植物性油脂对你来说也是非常好的选择。这些植物性油脂多含不饱和脂肪酸，存在于坚果、种子类食物中，例如花生、核桃、杏仁等，我们认为这些不饱和脂肪酸更容易成为你体内的健康脂肪而不是囤积不良脂肪。

脂肪并不如你想象的那么可怕。关于它，你需要一个基本的了解。

在许多电视广告中你可以听到不饱和脂肪酸的名字，它多来自于植物当中，深海鱼当中也含有不饱和脂肪。这种脂肪不同于我们买猪肉看到的白肉，肥肉当中的脂肪为饱和脂肪，我们可以将它看成纯热量的凝固体，当被吸收到体内后，一旦你身体消耗的能量低于你摄取的能量，这些凝固体就会融化，渗入到你的腹部前侧、腰部、大腿等地方重新凝固成你的脂肪。有点类似“猪的肥肉成了你的肥肉”的意思。而坚果、种子中的不饱和脂肪则不相同。营养学称之为优质脂肪，这种脂肪虽然也意味着热量，但是它不会那么容易成为你身体上的肥肉，这是因为有一个东西在缓冲它，就是大脑。

我们的大脑组成物质为脂类，你知道为什么宝宝初期的奶粉中会添加不饱和脂肪吗？你要知道宝宝身上几乎没什么肌肉，大部分都是脂肪，它们是不是更需要减肥？其实宝宝此时最需要优质脂肪，来促进细胞发育和大脑的成熟。大脑的成长和神经传导都需要脂类的参与，这些脂类为不饱和脂肪。当你饮食中多含不饱和脂肪的时候，那么这些脂肪会首先被用于大脑而不是成为囤积的存货。除非当你大量进食，造成摄取能量过高，它们才有可能成为储存能量——肥肉。

所以我们认为，在妊娠中期能量需求增加的同时，富含不饱和脂肪酸食物应该是此时准妈妈们膳食中的重要一部分，为母体和宝宝的健康发育提供充足的营养，纠正母体和宝宝的营养水平具有重要作用。富含不饱和脂肪的食物很常见，进食方式也很简单，你可以选择当做零食食用，也可以作为每天早上自己制作粥点、打制豆浆时的选择。但是在这里我要告诫你的是：不要买摆设在超市、商店货架上的塑料包装坚果。我们认为这些经过食品加工的坚果在加工中可能存在高温烘烤、油炸，造成不饱和脂肪酸变性——此时与饱和脂肪几乎没有差异。并且其中含有的食品添加剂不仅会影响营养素的吸收，还可能对宝宝的健康不宜；其次，由于坚果本身富含油脂，而外包装的塑料为石油副产物，其中含有的化学物质和残留物多为脂溶物，进食吸收后会通过母体直接进入胎盘，对宝宝的先天发育有着不可逆转的危害。并且许多研究已经证实：母体在妊娠期过多摄取含食品添加剂、人工合成和化学物质等成分的食物，会造成胎儿畸形的几率高出3-5倍；母体吸收这些危害物的几率高于未妊娠女性2倍，会导致子宫、卵巢等癌变的几率积聚增高，其他癌症风险也相应增加。所以此时你对食物形态应该慎之又慎才对。

说完脂肪，我们说下进食的碳水化合物吧。碳水化合物也分优质和劣质哦！较为劣质的碳水化合物最常见，就是精制米面；而优质的碳水化合物就是多种未精细加工的谷物等。例如小米、糙米、薏仁等保留了更多的天然营养素。那是不是为了获得多种营养素就只吃粗粮了呢？我的观点是，以四成白米和六成多种谷物搭配，才是较好的组成方式。粗粮之所以称为粗粮，被公众所认知的除了多种营养素外，另外一个“粗”就是膳食纤维。膳食纤维虽然对于血糖血脂有益，但是过多的纤维素则会影响营养素，尤其是矿物质的吸收。这些营养素对于妊娠期的女性们非常重要哦！完全的粗粮饮食可能会造成营养素缺乏，所以适当的细粮搭配也很重要哦！

同样，关于碳水化合物的烹调方式，我们认为更有益的应该是水煮或蒸。大部分碳水化合物中的矿物质和维他命易溶于水，也容易随水流失。高温的油炸或烹调也会造成碳水化合物的变性，成为不容易被吸收，并且营养素几乎流失殆尽的“糖”。

除了三大产能营养素，其他的营养素同样非常重要——尤其对宝宝特别必需。在妊娠中期，你出现便秘的几率比初期更高，此时摄取一定的膳食纤维则有帮助，当然还要配合运动，效果会更好；除了粗粮谷物，膳食纤维还富含在水果和蔬菜中，例如苹果、白菜、芹菜等。其中的水溶膳食纤维丰富，并且含有许多天然的植物化学成分，这些营养成分对宝宝的先天发育也非常有益；此时，一部分准妈妈们会出现烧心的现象，这是因为你的膳食中精制碳水化合物过多，在体内引起血糖极具升高造成的。进食一些富含有帮助消化的酶类食物，则有帮助，例如萝卜、菠萝等，可以帮助缓解烧心感。

我们认为孕期时的蔬果足量保证，可以让母体和宝宝获得更多的维他命和矿物质。这些在天然食物中含有的营养素更安全，吸收率也更高。可是你也会听说，水果可能并不是怀孕妈妈可以吃的，因为水果有些“凉”。在中医看来，水果分凉性、热性和温性，常常建议孕妇避免凉性的水果。温性的水果有：樱桃、石榴、荔枝、木瓜等，中性水果如葡萄、苹果、桃子、菠萝等在孕期都可以不用避讳。但从营养学看来，根据所含营养素的类别和含量对人体的益处，一些凉性的水果比如柑、橘、番茄、梨等也被认为是孕期可以食用的水果。它们当中含有维他命C、镁和钾等营养素，对于缓解孕期症状，舒缓肌肉紧张和清除体内代谢毒素非常有益。当你感觉你的饮食受到过多的限制和刻意的避讳时，其实这并不是一个好的现象。

大多数的自然食物中含有许多你已知或者未知的营养素，这些营养素并不是浓缩营养剂所能替代的。即便许多植物中的某些化学成分含量极为微少，但就是这些含量极微少的成分，承担了植物进化的责任，甚至有的是植物长久进化后的产物。这些经过长期进化后的微量产物，却成为了营养学家和科学家在研究人类生命和疾病预防的焦点！所以，我建议你食用更多天然的自然结果，而不是被我们过度加工过的“精品”。

在不过度、长期食用某种性质的蔬果的情况下，我认为三种性质的蔬果不是不可吃的。在过去曾经有一个报道，在荔枝很便宜的那一年，有一位老人因为晚上一口气吃了7斤的荔枝而过世。由此可见，“过犹不及”同样适用于日常膳食之中。如果在你捧着这本书的时候是冬季，也不要因为水果凉口而不吃。这里有一个方法可以帮助你：

将水果切块后放入碟子中清水略蒸热即可，你还可以适当的加一勺蜂蜜在水果块上。来调一下口感——如果你有些嗜甜的话。当然你也可以加少许盐——万一你的孕中口味变得很怪异。不过一切都是为了让你更好的享受孕中期，为自己的身体和宝宝提供充足的营养。

营养储备焦点：

“钙”率：孕中期的钙需求量，按照中国营养学的参考大约是1400毫克左右/每天。如果要计算下我们的日常饮食中钙的摄取量，大约只占需求量的一般左右。当体内缺钙时，由于胎儿的需求，当母体摄取不足时，就会将母体的骨钙溶解来满足胎儿的基本需求。这是非常危险的现象。其浅表的表现是抽筋或骨痛，而深层的结果可能会让宝宝的免疫系统障碍，神经系统及骨骼发育缺陷。所以在孕期保持足量的钙，对于母体和宝宝都是重要而必要的！

那么一说到补钙，你会选择什么呢?

钙的来源很重要!

我们80年代的人，比以前的人接受到更多关于营养补充剂的信息。杂志、电视、广播、网站，以至于微博都会发现关于它们的消息。这已经不算是一个前端的、高科技的、不易理解的知识了。商人们愿意把其作为一个新兴的焦点，无论是宣传、销售或是为了扩大受众，铺天盖地告诉你：你已经快挂掉了，赶紧为自己的生命努力吧。你没时间努力，就来找我吧！于是营养补充剂应运而生了。

无论你是想精力旺盛还是想永葆青春，货架上的东西总能满足你。你可以在超市、商场、专卖店、药房，甚至是卖护肤品、日化产品的地方看到这些小瓶子。它们装载了多少人对生命的期望！哦，还有那些对你锲而不舍的直销员，她们为你描述这些小瓶子里盛装的魔法，似乎她们可以长生不老——她们坚信如此，所以你也坚信如此吗?

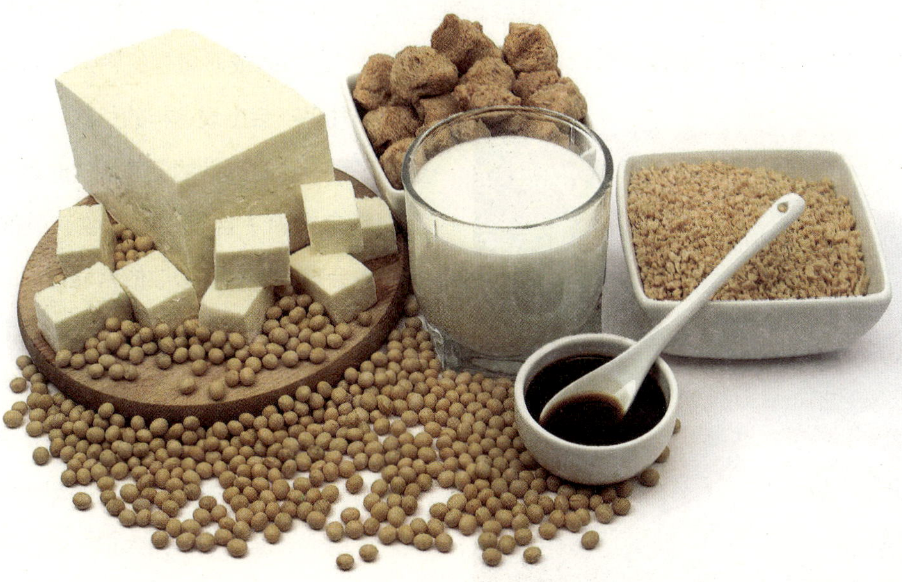

一本抗衰老专家在其衰老的专著中写道：我们穷其一生希望能找到不死亡的细胞，认为当我们找到让细胞永远不死亡的方法，那么我们就可以长生不老。而这个细胞是存在的，但是我们却唯恐避之不及，它就是“癌细胞”。

这是一个让人无奈但是又好笑的真相。所以当一个销售、医生或营养师告诉你，某种营养素或者多种营养素可以逆转乾坤，让你获得你所期望的所有美好时，你应该动下脑子，果断的拒绝。其实我并不是一个“营养补充剂敌人”，相反，我认为营养补充剂是临床医学之外的自然疗法。它对于唤醒人体修复机能，尤其对慢性疾病的治疗，我认为营养补充剂非常必要——这不是我们要讨论的要点。如同我在前面所说，人体对营养素的吸收是要概率的。并不是说这个片剂含有多少毫克钙，你吃了以后就会吸收多少。不同的钙螯合物吸收率也不相同：碳酸钙和氨基酸螯合钙相比，由于将无机钙盐通过化学反应转化成有机钙类，在进入肠道后吸收率可比无机钙——碳酸钙的吸收率高出数倍，对骨骼钙化和肌肉、神经系统的正常运作更快而有效。在国内，大多的钙补充剂几乎都是无机钙，不仅吸收率低，而且会成为吸收困难的“营养压力”之一。

那么是不是贵的营养补充剂就可以随便吃了呢？在一些对妊娠各个时期的钙代谢进行全面的研究中发现，由于妊娠期母体对钙的吸收率会比妊娠前高（即便饮食相同，补充剂相同），大量的补充钙剂会导致高钙血症。当母体钙质过多，同样会危及胎儿的健康。导致母体钙水平过高最常见的就是因为服用了过多的或质量差的钙剂。而通过食物，则几乎不会出现这样的状况。因为食物中除了钙，还有其他的营养素同时存在。均衡的膳食中除了含有对钙吸收有益的营养素，也会有影响钙质吸收的营养素。如同牛奶被称为钙质的最佳来源之一，是因为牛奶中钙磷比恰当，其中含有的蛋白质和维他命D又有促进钙吸收的作用，使得牛奶中钙的吸收优于植物性食物。但是牛奶却又不应该大量饮用——准妈妈饮用大量牛奶会导致宝

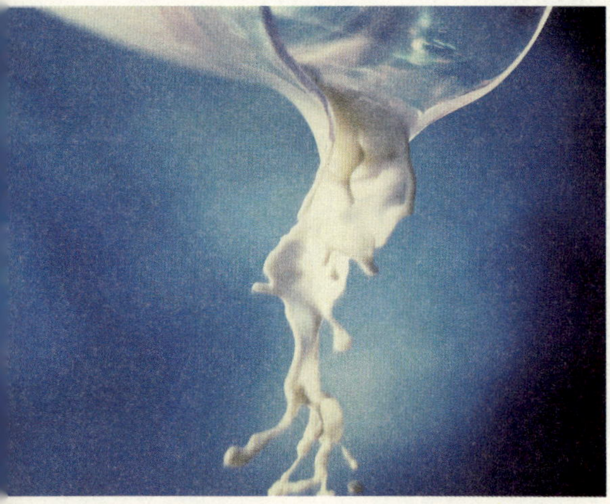

宝患糖尿病的几率增高，同时自身的营养水平降低；宝宝、儿童过早和过量饮用牛奶，患糖尿病的几率会显著增高。

好了，现在我们来说最重要的话题，准妈妈和出生后宝宝的钙（同样适用于成人）来源应该是哪些?

首先，最好大部分来自于食物。除了每天大约500毫升以内的牛奶外，你还需要大约200克的豆腐、300克的绿叶蔬菜和100克的坚果。这些食物比牛奶颜色更鲜艳，口感也更加丰富，你的选择还可以更加多样些：比如黑木耳、香菇、海带、芝麻等，这些含有丰富钙质的食物来源。很多时候，对于我们80年代的准妈妈们来说，并不是不知道这些选择，而是懒得去照顾自己，多样选择。认为只要三杯牛奶既然可以满足大部分钙质，那么就喝三杯好了——这是懒惰！如同选择快餐而不是买新鲜的蔬菜自己烹调一样，你还寄托希望于营养补充剂来维持你的健康！这是绝无可能的。

现在，你要重新拾回你的责任心。这是对你自己的责任，也是对宝宝的责任。从选择食物多样化开始吧！

其次，在饮食中关注食物的搭配方式和烹调方式。大部分富含钙质的食物烹调起来都很简单。但是为了帮助促进它们的吸收——尤其是植物性食物中的钙质，在饮食中搭配富含维他命C多的果汁、餐后水果或是混合烹调，都会帮助你的身体和宝宝获得更多的“有效钙”。尤其是绿叶蔬菜中含有的钙，特别需要维他命C的帮助呢！而你所听说富含钙质的骨头汤。虽然我们中国有句古话叫“吃什么补什么”，同样也需要一些介质的帮助，否则，吃得多却补得少。在烹调骨头汤是加少许的醋来帮助钙质的溶入汤汁，才会让你喝了“骨头汤补骨头”。否则，你喝进去的只有微量的蛋白质而已。

最后，要谨记：“不运动就没有坚强的骨骼。”骨骼的坚固来自于血液中丰富的钙质，但是没有充沛的血液循环，那么到达骨骼的“有效钙”就很低。能够帮助钙质沉于骨骼，维护骨骼健康的，就是“运动”。妊娠期女性如果长期久坐、不运动会造成钙化不足，就算吃进钙片，那么吸收利用的也会很低，成骨率低，腹中宝宝获得钙的量也少。血液循环不畅对下肢的骨骼健康影响尤为明显，所以为了你和宝宝的强健骨骼，站起来走一走，运动一下。你将感受到生命的孕育其实也是可以充满活力的。

膳食与营养计划

整个妊娠期中，你对饮食量的需求越来越多，而对饮食的质量要求也在不断提高。在妊娠中期，除了坚持妊娠前期的基础膳食原则外，每天增加20%的食物量是必要的。

膳食加量法:

1. 更多量的全谷物：

此时，我们对碳水化合物会更加依赖。由于胎儿此时处于发育的高峰期，对能量营养素和非能量营养素的需求同样增高。在膳食中增加全谷物，不仅可以提供充足的碳水化合物，也可以让母体获得丰富的B族维他命、锌、叶酸等，这对于维持母体的健康和胎儿的健康发育起到促进作用。谷物是我们日常膳食中最廉价、最天然、最有益的能量和非能量营养素重要来源了！

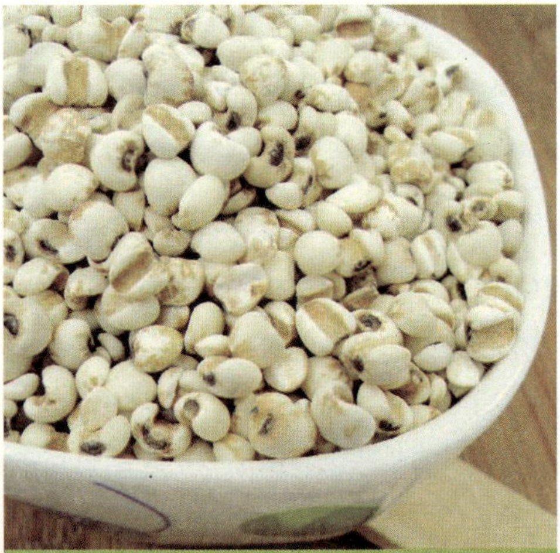

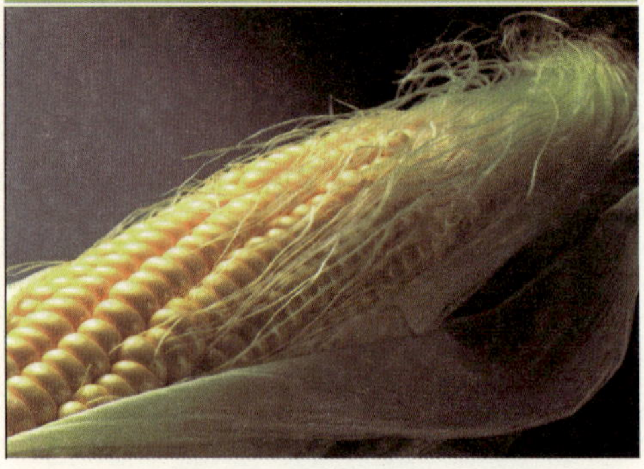

我们强调重视全谷物的另一个重要原因是：妊娠中期，为了帮助母体获得更多的营养，帮助促进营养素更全面的吸收，你的身体有了“节约”意识，肠道蠕动速度减慢，让小肠有更长的时间来消化、吸收。同时，肠道蠕动减慢也会导致便秘概率的增加。而长期便秘则会让体内代谢废物重新被吸收到血液中，污染血液，对腹中胎儿的健康也有害。促进排便——虽然听起来有点怪怪的，是此时准妈妈的重要任务之一。

选择含纤维丰富的全谷物，例如全麦制品、芡实、糙米等。保持每天三餐主食含有至少150克全谷物，尽可能保留并摄取烹调中的水分——这些水分中含有丰富的B族维他命。

2. 更多的彩色蔬菜

你会在每一次我说到蔬菜时，你就会想到是绿叶蔬菜吗？其实蔬菜有很多很多种，除了深绿色茎叶的蔬菜外，胡萝卜富含胶质和胡萝卜素，番茄含有维他命C、酸和番茄红素，花菜则以含硫化合物带来的抗自由基而闻名，还有许多其他的蔬菜如同它们一样，是多种营养素的综合体。它们含有你熟知的营养素的名字，还含有更多的你不知道名字的营养素，所以，千万不要因为个人偏好而放弃掉这些蔬菜哦！它们对你和腹中

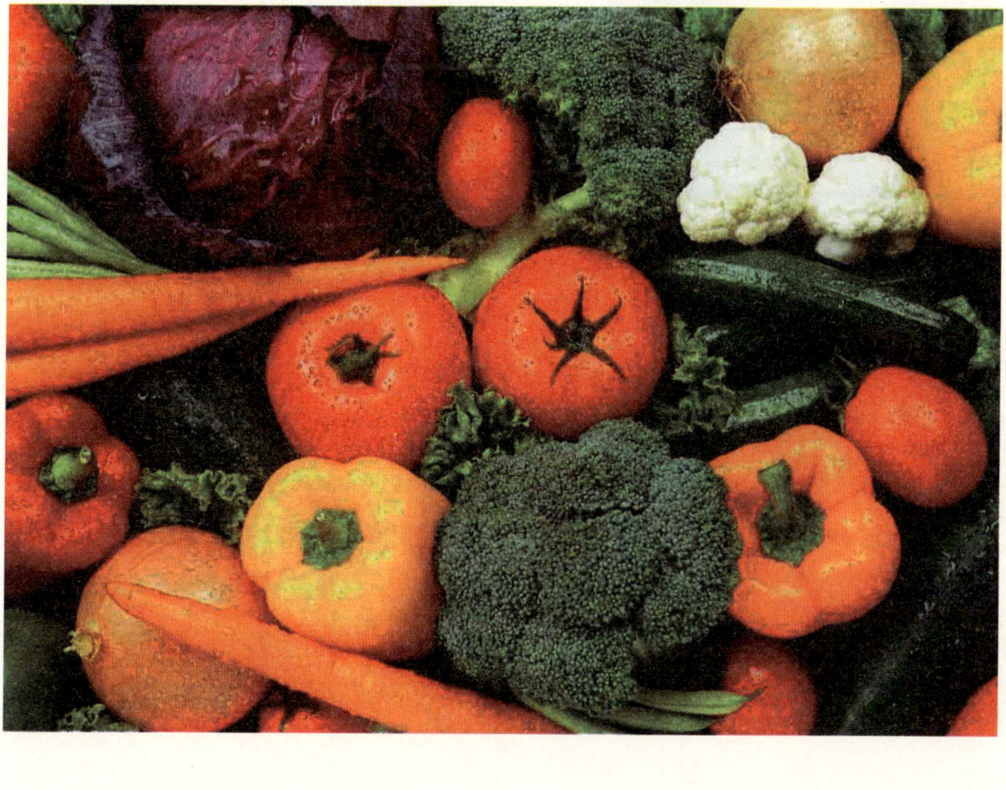

的胎儿都非常有益呢！

颜色鲜艳的蔬菜不同于绿叶蔬菜，它们含有较少的叶绿素，而它们鲜艳的外衣来自于长期进化后产生的植物化学成分，这些植物化学成分在抗衰老医学中成为受到重视的新焦点。一些研究发现它们除了可以抵抗自由基之外，还有着清除血液中的污浊物，改善心脑血管健康、提高免疫系统、改善内分泌和保护生殖系统，降低感染率的作用。

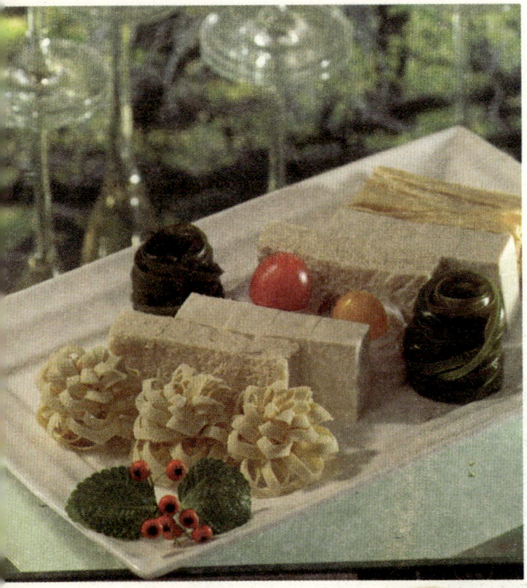

在烹调过程中使用正确的烹调方式，可以帮助你更好的吸收这些营养素。例如胡萝卜素和番茄红素为脂溶性， 需要加热后更有益于人体吸收。而在没有油质和加热的状况下，这两种营养素都几乎不为人体所吸收；一些酚类物质则包含在果实的表皮下，所以在烹调这些蔬菜的时候不要过度削除这些食物的表皮。

这些内容，我们都不作赘述，你可以在最后推荐的专业书籍中找到关于它们的详细信息。你会发现，原来有许多美妙的营养素会为你和家人的健康奠定坚实的基础哦！

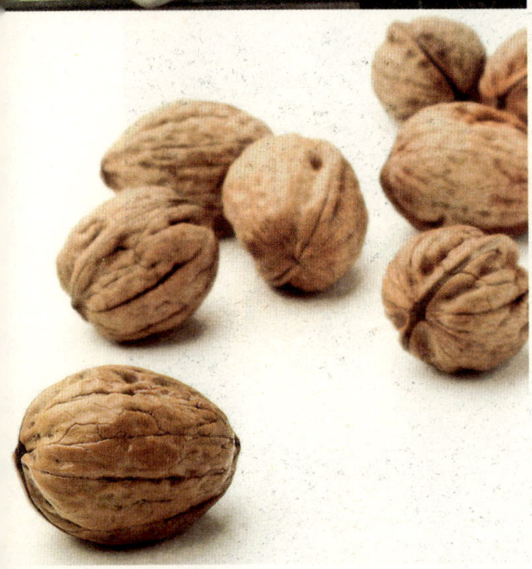

3．更多的优质蛋白质

此时，胎儿的发育对蛋白质的需求开始增高。现在蔬菜和谷物却不是我要为你推荐的食物啦！由于谷物中含有较多的纤维素和碳水化合物，所以蛋白质的含量会低许多，质量——也就是我们所说的生物利用率会非常低。真正的优质蛋白质来自于动物肉类——是植物经过动物的过滤后更优的品质。还有一些相对优质的蛋白质也来自于植物中，它们是坚果和豆类。

我们国家和日本有多年的食用豆类的历史，让许多研究者发现常食豆类可以调整体内的激素水平，这对于处于妊娠期激素波动起伏不定的准妈妈们来说，是非常好的安全食物调节剂。 这些蛋白质与动物性蛋白质不同的是：国外关于骨骼健康的研究发现，动物性蛋白会造成骨钙的流失，伴随着女性年龄增加的相关雌激素下降，长期大量动物性蛋白摄取过多的人髋关节骨折的概率高出两至三倍。

我们在此的蛋白质摄取建议是多种蛋白质食物相结合！每餐中不应只有肉蛋类而没有其他种类的蛋白质，同样，偏素膳食的准妈妈们应该适当的摄取一些动物性如瘦红肉、鸡蛋、牛奶或鱼等。如果对肉类完全无法接受，你可以多吃一些豆制品，也可以多吃一些坚果——尽量不要食用高温油炸的坚果！

4．更多餐少食

看到这里的时候，你是不是非常认同的点头呢?

到了妊娠中期，腹部的隆起已经非常明显。胎儿和羊水的增加导致胃部可容体积降低，加上肠道蠕动、消化速度减慢，如果还是按照三餐食用，加上妊娠中期食物量的增加，那么平均到每餐的食物会让你感觉食不下咽。所以这个时候我们应该变通的转化为少食多餐。增加你的餐点，意味着你可以是一日五餐、六餐，甚至七餐。一天吃多少次其实并不重要，为了减少你的肠胃负担，你甚至可以每隔一个小时吃少量的食物，直到傍晚。这样不仅让你的吸收更加充分，还会让你对食物一直保持着热情而不厌倦，对血糖的影响也不会剧烈。这种膳食方式对于预防妊娠期高血糖症状非常有效。

我建议以主食为主的三餐，间隔水果、坚果和粗粮点心的多餐点。全面获得多种食物的多种营养素往往比单一的点心或者某种食物要优异得多。你选择的食物同样应该尽可能的天然，营养素才会更丰富，食品也更安全。

膳食减量法:

既然到了妊娠中期，有了膳食的加量法，那么为了平衡及维护母体与胎儿的健康，

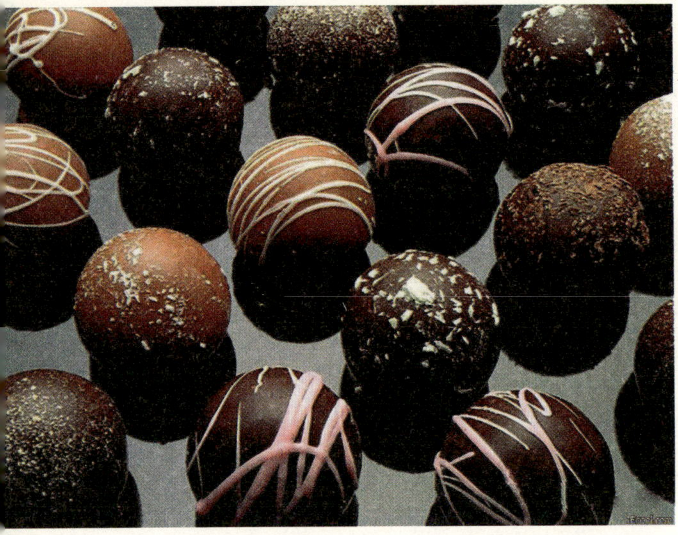

在膳食中有一些减法同样重要。

1. 减少食用甜食

人类嗜好甜食源于天性，但是在妊娠中期，如果准妈妈们还不节制甜食的摄取，那么就会引起体内钙水平的降低。由于糖类在体内的代谢需要钙的参与，我们在前面已经特别提出在妊娠期钙的重要性。所以，当膳食中糖类过多而引起体内钙水平的降低后，钙缺乏引起母体肌肉震颤、抽搐，精力和免疫力的下降。腹中的胎儿则可能出现先天发育畸形，骨骼不健全。

即便是未妊娠的女性、男性，我们都不建议日常膳食中有甜食的过高比例。它们让你产生饱腹感的同时引起血糖的急剧升高，这种嗜好加上其他的不良生活习惯，会刺激、加速血管老化，增加心脑负担，引起糖尿病、血栓等疾病的发生；一些权威的专家将引起血糖积聚增高的“糖”称之为“慢性杀手”。除了由于引起血糖的急剧升高外，它产生的饱腹感会让你不再去吃健康的食物，造成机体营养素的全面匮乏，成为其他慢性疾病的祸根，并且这种嗜甜的习惯极难根除。

我们认为，女性妊娠期的口味习惯将会对胎儿的先天和分娩后宝宝的先天健康产生重要作用。所以建议妊娠期尽量避免甜食，甚至选取蜂蜜替代部分甜食，我们认为是非常必要的！

2. 减少饮食调料

虽然我们认为当女性在妊娠期出现口味变化时，为了满足营养需求和基本的能量，可以适当满足其改变的甚至有些怪异的口味偏好，但我还是建议，在逐渐进入妊娠的后期，准妈妈们的饮食应该越来越清淡。

根据不同区域的人饮食习惯的不同，往往使用的调味品也是有所差异。

孕晚期

此时，你感受到生命的萌动，

他渐渐发育成熟。

随之而来的，是你体重的再次增加，

这意味着他即将以一个完整的姿态，

呈现在的你面前，

是你最尽心酝酿的完美，

你会以最幸福的姿态迎接他的到来。

此时胎儿的各个器官开始发育、增长、成熟。在这3个月中，胎儿的骨骼基本发育完成。在最后的这段时间里，他的内脏已经长成，为分娩后的第一次呼吸做好的准备；胃肠已经具备初步的消化功能，神经系统已经趋于完善，皮肤已经覆盖了他身体的脂肪，呈现出粉红色的光泽。这是生命最初始的状态，让你充满了兴奋、紧张和好奇。

此时胎儿的营养需求比以前更高，这时他已经开始为自己的身体加速储备营养了。而你此时的营养需求也同样重要：第一为了能够有足够的力气顺利分娩，减少分娩疼痛，缩短分娩时间；第二你要储备营养以备分娩时的体内营养素大量流失；最后就是要为分娩后的机体恢复做准备。许多研究得出一个相同的结论，那就是母体的营养水平越好，分娩后的恢复就越快，出现感染或免疫力下降的概率就越低。

此时我们的瑜伽练习和膳食营养目的就是为了“储备、休养”。让我们一起期待，幸福的那刻降临。

6 孕末体能储备——孕晚调息

1、胸腔扩展练习

在这个阶段，胎儿对氧气的需求比以前更加依赖。可是伴随着腹部的隆起，你的呼吸可能会变得有些困难、浅短而急促，所以此时扩展胸腔，帮助促进呼吸深度的体式练习则开始尤为重要。

胸腔的扩展练习还可以帮助舒缓情绪，我们常说“吐出一口恶气”——在妊娠期，我们的练习就是为了达到这个目的。由于内分泌系统的改变，孕晚期出现情绪波动和对分娩的紧张、恐惧都会让胎儿不稳，影响胎儿的健康。通过深刻的呼吸练习，你将发现情绪可以变得温和、平缓，似是将一切烦扰和紧张化为一团“恶气”，一口呼出，身体的轻松让你的内心开始平和了。

选择跪坐的姿势，当你感觉膝盖受力过大或脚踝不适时，在膝盖下面垫一块毛巾或者一个软垫子；

保持你上半身的充分挺拔、直立；

抬起双臂于胸腔前方，手臂伸直平行，掌心相对；

深吸气，手臂向身体两侧打开、平伸，尽力向体后张开，头部微仰，保持鼻腔呼吸；

深呼气，双手收回到身体前侧，回复到准备体式，但下颌微微内收；

继续完成吸气和呼气结合的练习；

最后双手回到胸前，放落双手掌心向上，摊在大腿上；

脖颈微后曲，肩膀放松，胸腔随之放松沉落。

2、简易坐角式

这个体式的标准版有一定的难度。在双腿打开后，身体向前向下落在地面上，让胸腔和额头落在地板上。但在平时的课程练习中，我们发现许多人在整个体式练习时出现身体紧张和含胸的现象，这样的练习幅度就非常小，并且回复后感觉肩背酸痛。其实这个动作保持时，越放松，动作的幅度就越大。通过呼吸的练习逐渐放松从脖颈到腰部整条脊柱，是这个体式练习的要点。

坐角式对髋关节的打开是非常明显的，它通过拉伸大腿内侧的肌肉、韧带，活跃盆腔，帮助促进盆腔的血液循环。同样，它还具有滋养脊柱神经的作用。但是出于妊娠期的女性，在练习这个体式时如同前面的体式一样，不要过度挤压自己的腹部。这样的练习才可以既保护好胎儿，又可以帮助髋关节扩展，顺利分娩。

练习这个体式时，你的腿部会因暂时的缺血而变得有些发麻。这是正常的现象。但是如果当你的腿部内侧感觉有撕扯般的疼痛，则要回复到准备的体式上，减小双腿分开的幅度，一定不要勉强自己的身体，保护好你的身体和腹中的宝宝。

坐在垫子上，选择一个是舒适的角度，将双腿分开，尽量向身体的外侧展开双腿；
伸直双腿，脚尖上勾，将双腿后侧完全贴在垫子上，膝盖保持伸直；
将双手放在身体前侧的地面上；
深吸气，抬头，眼睛看向斜上方，带领你的脊背充分伸展，平整；
再一次吸气时，脖颈完全放松，卸除脖颈部位的力量，胸腔向前，再微向下移动；
保持你自然的呼吸；
回复时吸气，收回你的双手扶住臀部两侧的地面，背部立直，头回正中，自然坐姿放松肩背。

3、屈膝双腿前屈式

这个体式是双腿背部伸展式的简易版，是为了更好的保护好你的腹部和里面的胎儿。标准体式练习是为了按摩腹脏器官，帮助排出胀气，拉伸双腿的后侧。但是它会过度挤压你已经明显隆起的腹部，这对于处于妊娠后期的女性来说是非常危险的。所以如果你有瑜伽的练习经验，在做这个体式时，千万不要像以前一样挤压，强烈拉伸了！

简易版虽然有屈膝和腹部幅度减小的动作，但是并不会妨碍它对腿部的拉伸和韧带的舒展。它可以很好的拉伸你的脊柱、腿部后侧的韧带、跟腱和髋关节的关联肌肉，校正盆腔的位置；同时，我们认为这个体式对于按摩肝脏、胰腺和肾脏器官，对促进血液循环和代谢废物的排出起到很好的辅助作用；此外，这个体式还可以改善胃肠蠕动和呼吸系统，帮助孕期安抚情绪，从而清除影响胎儿的精神毒素。

坐在垫子上，双臀完全贴在垫子上，保持你的重心平稳；

伸直双腿，并拢双脚。双膝向下，脚尖向上勾起，脚跟向远离身体的方向蹬出；

胸腔上抬，立直脊背向上挺拔，双肩放松下沉；

吸气，抬双手举过头顶，掌心并拢合十，手臂伸直；

双手再次上举，带领你的脊柱充分拉伸；

呼气时，先微微弯曲你的双膝关节，让膝盖后侧离开垫子；

上半身再微微前屈，慢慢靠向你的双膝关节；

不要压迫你的腹部，如果你感觉前屈非常困难，那么可以将双手放在身体两侧的垫子上保持呼吸均匀或将双腿分开的距离加大；

恢复时，吸气，身体回正，脊柱立直，调整放松。

迎接分娩，重回髋关节练习

宝宝此时已经落入骨盆的方向，你的胃与胸腔的憋闷感开始缓解。身体略感轻松，这是一个好的现象呢！说明你的身体已经为分娩做好的足够的生理准备。而此时你的心理呢，即将面对宝宝的降临，你的身心都准备好了吗?

现在，经过了一段时间的瑜伽练习，你对身体的感知渐渐明显。对宝宝在腹中的哪怕是一点点的扭动，都有了明显的感觉。这种幸福让你又兴奋又紧张，既担心在分娩中的不确定和分娩时的疼痛，又希望早一点看到宝宝的样子，是否有着如你们一样美丽而善良的眉目。加上没有任何的分娩经验，你对分娩时的疼痛认识似乎有些夸张，比如你的朋友会告诉你非常的疼痛，让你产生了恐惧感。其实这是很正常的，因为每个人的身体状况不同，疼痛的感觉程度也不相同，你的朋友说的分娩疼痛可能对她来说是真实的、剧烈的。而你要相信你自己，在经过这段时间的瑜伽练习，分娩时的疼痛一定比没有练习前轻许多。

要对分娩有足够的准备，除了前面的瑜伽练习，还有你自己的勇气和准爸爸的抚慰、帮助。与他共同探讨关于这个新生命的将来，分享你们共同的幸福感，这会帮助你正确、勇敢地面对即将到来的分娩。

在临近分娩前，无论你是否有过练习瑜伽的经历。都不要再进行有强度的瑜伽体式练习了。我们建议以前篇章中的“瑜伽准备时”的部分中为主，做一些简单的，疏解肌肉的部位练习。

同时，你还需要做深度放松功和一些调息法。通过深度放松你的四肢表层肌肉和深层的腹脏器官；通过瑜伽调息法来净化血液、改善血液循环，为已经成熟的宝宝时刻提供充足的氧气，让他最后的发育阶段得到最后的提升。

除了练习前面的两个瑜伽调息法：蜜蜂式呼吸和清理经络调息法之外。另外一种为沉静心神的方法就是凝视眉心法。

凝视眉心法被认为对刺激我们的松果体和眉心轮有益，帮助清静大脑，摒除烦扰的思绪。瑜伽练习有一个体式需要凝视眉心呼吸，它就是狮子式。狮子式是抗衰老瑜伽的常用体式，因为对于刺激内分泌系统的一个腺体——松果体有益，而松果体是分泌褪黑素的器官。褪黑素最著名的效果是用于调节时差，改善睡眠；其实，褪黑素对于调节内分泌系统的作用还不止于此。一些研究结果显示，褪黑素对于提高人体对疼痛忍耐，帮助改善提高免疫力也同样有效。但是妊娠期女性不可补充外源性褪黑素，这被认为对母体和胎儿有反作用，影响宝宝的先天机能。但是自体产生的退黑素则不会存在这些反作用。所以我们建议，在情绪起伏、睡眠质量降低和紧张时，练习凝视眉心法，可以帮助获得松弛的内心。

选一个你自己感觉舒适的坐姿坐在垫子上；

双手掌心向上置于双膝上方，伸展脊背，充分立直脊柱向上；

保持自然而顺畅的呼吸；

先放松你的眼睛看向正前方，保持面部朝向正前方，下颌放松；

伴随着你舒畅的呼吸，移动双眼看向眉心正中的方向，集中所有的意识在眉心正中；

逐渐放慢、延长你的呼吸，沉落大脑中的思绪，保持呼吸；

回复时，呼气，放松双眼向下，顺势闭眼，放松双眼落向鼻尖的方向，去感受此时眼部的彻底松弛。

7 孕末营养储积蓄——膳食与营养计划

现在，是你准备分娩的重要阶段了。与孕中期相比，此时对食物能量的摄取应相对降低，而食物的质量则要提高。如果你还在按照孕中的饮食量来进食，则可能会造成体重的偏高、胎体过大、分娩困难等。加上孕末期几乎没有任何消耗性、大幅度的运动练习，你的身体对积聚脂肪又非常积极。所以此时，我们建议适当的减少饮食量则非常重要。建议的比例按照孕末期你的当下增重量来计算。在建议增重范围内偏高的话，饮食量减少四分之一；在建议增重范围内偏低的话，建议减少五分之一；当然，如果你的体重与孕前相比几乎没有什么增加，那么膳食量则不需要减少，甚至有必要的话，还要增加——为了让你有足够的体力顺利分娩。

食物总量的减少并非盲目，减少方式和减少的食物类别也有所讲究。大部分的妇产医师、营养师会建议优化膳食结构和减少部分低质量食物来进行孕末期的膳食量调节。

这时候，我认为适当减少膳食纤维较多的粗粮是有益的。虽然粗粮谷物对于帮助促进肠道蠕动有益，帮助孕妇降低血脂也有帮助，但是当膳食纤维比例较高时，是非常容易产生饱腹感的，并且会阻碍一些营养素的吸收。对于孕末期的准妈妈们来说，饱腹感极易产生并不是一个好的现象。因为此时除了碳水化合物，优质蛋白质和优质脂肪非常重要，富含其他营养素的蔬果也同样重要。为了让你获得更多样、有益的天然营养素，我建议适当减少粗粮谷物在1/4到1/3，减少部分以双倍量的新鲜蔬果或等量坚果、豆制品替代即可。

孕末期膳食的另外一个目的就是为了帮助产后泌乳，减少产后出血和帮助身体恢复。所以我们建议适当的增加优质蛋白质是必要的。

优质的蛋白质来源于牛肉、瘦肉、鱼、鸡肉、牛奶和豆类及其制品。这些具有高生物利用率的蛋白质可以帮助母体在产后的恢复，为宝宝提供最后发育的必需。同时，为分娩后的泌乳做好准备。但是当在孕检时发现尿蛋白过高，你就应该少吃含蛋白质较高的食物——蛋白质并不意味着健康的一切，并且适当限制盐分的摄入也可以帮助控制尿蛋白水平。

尽管我认为适量减少粗粮的比例，减少营养价值较低而饱腹感强的食物摄取，转而提高优质营养素的比例，选择营养素相对集中、丰富的食物，但并不意味着你将粗粮弃之如履。适量的膳食纤维帮助调节血脂、血糖水平，还可以促进改善在孕末期出现的便秘问题。这些纤维素除了粗粮谷物，新鲜的蔬菜和水果也同样丰富，如菠菜、白菜、芹菜、莴苣等，新鲜的水果尤其是樱桃、柑橘、猕猴桃等当中除了维他命C丰富外，还各自含有如叶绿素、果胶、类胡萝卜素等营养素。所以我们认为，在孕末期选择当季的、新鲜的蔬果是帮助提高准妈妈营养水平的重要途径。

此时脂肪的摄取比孕中期又开始重要起来。孕末期是宝宝大脑细胞增殖、渐进发育成熟的重要阶段。大脑中神经细胞的增值和神经树突分枝的增加对于孩子先天的大脑发育极为重要。所以与大脑相关的蛋白质、不饱和脂肪等营养素就孕末期就显得极为重要了。我们建议富含不饱和脂肪的食物如坚果、鱼类等是孕末期替代低质量食物的补充，就缘于它们的高营养价值。

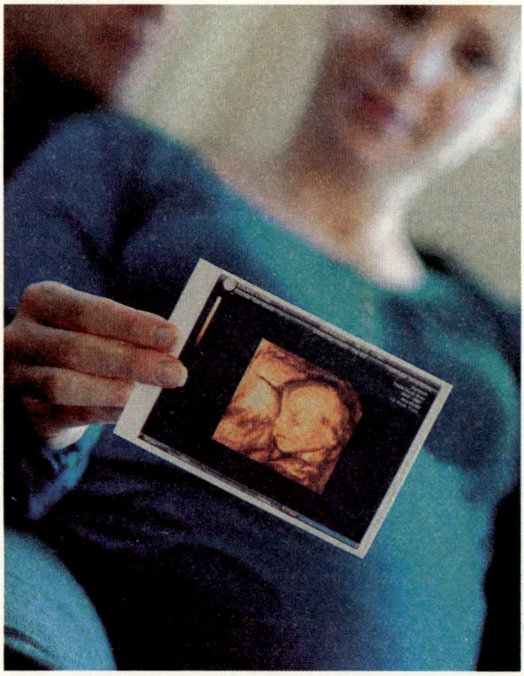

但是不饱和脂肪毕竟是脂类，食用时还是要注意食用量不应过多。大约一大把的花生、2个制成的核桃或一勺纯芝麻即可替代减少的粗粮谷物。

在前面提及的重要营养素之一“碘”，也参与了胎儿的神经发育。所以此时每日午餐中适量增加80—100克左右的含碘食物，如海带、紫菜等，烹饪煮汤就非常有益了。

总之，一旦你进入了孕末期，除了对体重的关注外，还有就是膳食量的调节。调节的原则极为简单：置换食物法。对于工薪阶层的准妈妈爸爸们来说也非常简单、廉价。我并不认为购买高品质的营养补充剂会为此时的胎儿带来多大的裨益，因为影响胎儿更多的是母体的营养水平：这涉及母体的精神状态（较大的精神压力会造成机体营养素消耗加剧，体内氧化压力加大。）母体的日常膳食、烹调方式和母体的营养素吸收状况。这些原因单单凭借补充营养剂是难以产生功效了。除了心境的调节、家庭成员的呵护，还有就是运动和膳食的多样化。尤其在不喜欢进食的末期，通过烹调方式、食物多样化和少量、多餐的方式等的变化，保持准妈妈们对食物的兴致，甚至热爱食物，这将对宝宝的先天发育产生难以用其他途径可提升的巨大作用。

所以，聪明的80、90后准爸爸妈妈们快快动起脑筋来，为你的宝宝展示你们的宏伟智慧和乐趣吧！

为关爱自己的每一时刻
——意外准妈妈的培养计划

篇首语：感谢你的勇气

我不知道当你看到这一页时，在怎样的处境，是怎样的心情。我知道，这比我所可以想象的更加复杂，但是无论如何，我愿在这一篇的开始时，写一段与孕产无关的话，就是感谢你决定生下孩子的勇气。

如果这个孩子在你的预料之外，而当你站在这本书的面前时，与丈夫或是男友一起，那么你是幸福的。面对新生命的突然造访，你们决定共同面对而不是逃避，是美好生活的开始。因为你们对他没有任何的准备，所以这个生命是相对柔弱的，他需要你们比其他父母更多的关心和呵护，丈夫或男友需要对准妈妈更加倍的关心，因为她们此时此刻需要你对她的扶持和帮助。我知道，作为意外准妈妈的你，是紧张、幸福、慌张、无奈的。你担心宝宝是否有足够健康的基础，担心你是否会出现一些计划妈妈们不会出现的状况。

没有关系，你可以翻阅一下前面关于计划妈妈的内容，她们出现的妊娠反应与你相同，你需要去做的孕检也与她们相同，只要一切指标正常，妇科医生认为你的指标都在临床所认可的范围内，那就没有问题，放下心来。好好迎接这个新生命的到来吧！

你是一个人在这里读这一本书吗？你是一个人面对着宝宝的降临吗？无论你是因何走到了现在的处境，我都希望你有足够的勇气。因为有足够的勇气，你才会有一个健康的宝宝，有一个充满希望的将来。

我相信任何一段感情都有它的缘由，如同你腹中的宝宝，他的生命也有缘由。当你决定生下他，是你一个人勇气的最大体现。我认为没有什么比面对这个孩子更难决定的事情了，但是你做到了。于是我感谢你的勇气，感谢你尊重这个小生命。我希望你充满欣喜、希望、幸福感，以你最大的努力呵护他；我也希望你一旦决定生下这个宝宝，就尊重这个生命，无论在腹中还是出生后，你都能以最强的责任心和爱心去抚育他——我知道这个说起来很容易，但是我依旧愿意如此述说。但愿你不会嫌我啰嗦。

当你一个人面对妊娠期，有时会感觉无助。除了阅读本书中意外怀孕的内容外，我建议找一两个值得信任的、可靠的朋友，将你的处境告知她们，并述说你希望得到的帮助。我相信你的朋友一定会帮助你的！其次，我希望你能够将一些必要的联络方式和用品放在你随手可以拿到的地方，例如妇产医院的电话、记录自己的预产期并在预产期前后几天做好准备、安排分娩时的工作，在孕检时与医生沟通确认以及安排分娩前后朋友、亲属的需要做的辅助。

保护好你自己和你的宝宝，你要与我坚信，勇气是最好的未来！

孕中营养温补——膳食与营养计划

面对意外怀孕的你，是否感觉有些紧张和手足无措呢？在怀孕的初期，你可能错过了最佳的膳食预备阶段，不过没有关系。如果你没有在前三个月有非常不好的生活习惯：酗酒、大量吸烟或处于烟雾缭绕的区域，没有服用药物的经历，那么这个宝宝受到的外在影响就会小一些。

在计算过自己的受孕期后，回顾自己的生活习惯、膳食习惯和运动习惯是必需的。这些因素对于你是否能怀上一个健康的宝宝至关重要，这也为你现在的膳食和运动计划提供参考。在前面的“计划怀孕妈妈”的内容中你会发现：在进入妊娠中期后，较好的前期准备让体内的毒素水平较低、体内环境相对来说更有益，而此时意外发现自己已经怀孕的你如果按照前期的排毒来进行的话，可能会造成营养摄取不足，影响宝宝的发育。过多的营养补充也是无益，甚至可能会造成营养过剩造成的“营养压力”。

此时，与计划怀孕的准妈妈一样，你的膳食需求要有足够的粗粮。

在许多关于粗粮食物的研究中发现，这种不容易消化的营养素，不具有提供能量的作用。与维他命和矿物质不同，它也不能参与酶的反应，不为人体所吸收，也就不存在我们所说的诸如提高免疫力、参与细胞合成等作用。但是为什么它现在被热火朝天的谈论、普及，甚至在超市货架上添加了膳食纤维的食物可以高出未添加食物的两倍到三倍价格？其实膳食纤维非常非常廉价，你去菜市场买一把1块3毛钱的白菜，就可以获得那些货架上加价的膳食纤维。

许多人认知的膳食纤维一般是不可溶膳食纤维，多存在于植物的细胞壁中。这种具有粗糙感的纤维因为无法吸收，被排解到大肠时会停留在肠道中，吸水、吸附肠道中的代谢废物，形成较大的体积后排出体外。也就是说它如同一块海绵，将会导致大肠癌的毒素和代谢废物吸到自己的身上，形成一定的体积后刺激肠道排出，从而减少了这些毒素与肠道内壁的接触时间——这就是不可溶膳食纤维预防大肠癌的基本原理了。而对于意外怀孕的准妈妈们来说，只有不可溶膳食纤维是不足够的。计划怀孕的母亲们通过三种渠道进行排毒，这三种方式有的对于意外怀孕的妈妈们来说是可以遵循的，有的则不可以。所以在这个时候，我建议你开始关注并在膳食中添入可溶性膳食纤维吧！

可溶性膳食纤维：

可溶性纤维能够减缓消化速度、结合胆固醇顺利排出体外——这是心脏病的重要致病因素之一；此外，可溶性膳食纤维有助于强化、调节人体的免疫系统功能，通过促进体内有毒重金属的排出，帮助降低血液和脏器中的毒素，结合叶绿色提高血液中的氧分子和洁净度，从而对预防肝脏疾病非常有益。它可以调节血液中的血糖和胆固醇值，对于调节妊娠期出现的血脂、血糖增高非常有益。这种调节是温和的、健康的，而不是通过某种营养素或者药物来进行的，所以让脏器的负担更小，调节的力度更温和，对血液的波动也更小，所以当你处于意外怀孕的尴尬阶段，希望能够为你的身体和宝宝的先天做一些弥补，那么我们认为可溶性膳食纤维就是你的参考重点了。

可溶性膳食纤维来自于水果、豆类、燕麦、胡萝卜、海藻、蘑菇等根茎菜类食物中含量较多。妊娠中期对于水果无需太过谨慎——原因在前面已经说明，不做赘述。但是我建议你在选择水果时，以富含果胶的水果，如苹果、梨、柑橘类水果、香蕉等为好。

不可溶膳食纤维同样重要，但是在大部分的蔬菜中你就可以得到了。当这两者膳食纤维结合在一起，处于妊娠中期的你，就可以安心的去感受体内环境得到净化后的轻松感了。

一日参考食谱：

早 餐	燕麦粥/谷物蛋花粥一份 燕麦/		
	小米、粳米、黑豆、玉米、鸡蛋一个		清水烹煮
	鲜牛奶一份	300ml	即食
	炒青菜一份	鲜重200g	少油烹炒
	蒸茄子/南瓜一份	鲜重200g	蒸熟加白糖或芝麻油
	苹果一个、橘子一个、坚果果仁100g		
午 餐	谷物米饭 粳米、玉米、荞麦（也可加少量红薯）		
		每餐不低于100g	清水烹煮
	芹菜牛肉丝	牛肉150g 芹菜200g 生重	煎炒
	红烧豆腐（去辣椒）	豆腐半块	红烧
	蒜苗炒胡萝卜	蒜苗150g 胡萝卜200g 生重	煎炒

关于午餐和晚餐间：我们认为大部分处于孕末期的准妈妈们胃口虽然较中期有所改善，但是食量却并不大，在固定的餐点中食用相当量的食物并不科学。所以上面举例食谱中的食物，甚至可以根据你当天的食欲分为两顿，大约在12点左右进食一次，下午1点至两点间进食一次。或者将这次餐点更换为全麦面包或全谷物制品，加上保证彻底清洁后的蔬菜沙拉也可，同样进食量依据你当时的食欲，分多次进食即可。

餐后水果	香蕉一根

晚 餐	米粥 鱼片汤 炒青菜	粳米、花生、紫米 鱼肉、蔬菜 绿叶蔬菜一份	清水烹煮 烹煮 烹炒
餐 后	餐后一杯混合番茄、苹果和其他当季水果的鲜榨果汁大约200毫升，我认为是有益的。当然，如果此时准妈妈们对这样的果汁没有好感，一杯加蜂蜜或者鲜柠檬的温水也是起到促进消化、改善食欲和缓解胃肠负担作用的。		

孕中体能修补——孕中瑜伽

在整个孕前期的瑜伽练习中，主要涉及许多腹部的练习——为了分娩后的体态恢复和机能恢复做好准备。但是对于意外怀孕的准妈妈们来说，没有了孕前期的瑜伽准备，那么想要顺利恢复到妊娠前的体态就有些困难了。因为人体的肌肉、骨骼等都具有“记忆性”，在长期的压力下，身体为了适应这些压力不得不做出改变，而有些改变是难以逆转或无法逆转的，例如：腹部外凸、妊娠纹、体脂转化率等。妊娠前的瑜伽练习可以帮助改善这些状况，而已经进入妊娠期的女性，身体在不断的更迭当中，无法形成牢固、有效的“记忆痕”来让身体恢复。但是没有关系，我们总是可以在有限的条件下为自己做多一点的努力。所以此时瑜伽练习的目的并不在于此些——很多时候，我们要面对真实的自我，而不要过高的期望和脱离现实。（这对健康妊娠、健康抚育宝宝和让孩子有正确的观念非常重要！）

我们此时练习瑜伽的主要目的有三：第一、为强化身体力量，改善四肢的血液循环，避免静脉曲张、血脂增高而进行针对的体式练习；第二，为顺利分娩、减少痛苦而进行的髋关节体式练习；第三，为清除身体内精神毒素，帮助缓解妊娠期的情绪紧张，促进分娩的呼吸和体式练习。

好了，既然明确了我们的练习目的，那么对于“半路出家”的你来说，练习瑜伽需要一些辅助工具，例如：毛巾、有靠背的椅子、柔软的坐垫等。一些体式练习在你感觉吃力、困难时就使用这些辅助品，来帮助你完成体式，避免关节损伤和体力不支造成的误伤。

1. 摩天简易式

摩天式的标准式是传统瑜伽的经典体式之一，它可以拉伸脊柱，松弛脊柱神经，帮助缓解肩背部的酸痛。在拉伸的脊柱的同时，对于缓解椎间盘的压力，改善腰部酸痛的现象是非常有益的；通过屈肘抬手，可以扩展胸腔，强化呼吸的深度，帮助肺部获得更多的氧气；在拉伸手臂与肩膀肌肉群的同时，摩天式具有伸展腋下淋巴，帮起到助促进排毒的功效。对于意外怀孕的准妈妈们来说，这个动作是一个很好的辅助排毒动作，结合膳食排毒效果会更加明显；此外，这个动作对于强壮脚踝，为准妈妈们提供一个强有力的双脚，为将来体重的增加做好准备。我们的简易式，降低了前倾的幅度，双脚距离分开以减小腹部压力。这个动作只要在你感觉合适的幅度上即可，不要挤压腹部，也不要让你自己感觉太吃力，以至于身体失去平衡。瑜伽的体式练习应该是自然而舒适的，在身体可以承受的范围内练习。

双脚分开与肩同宽，站立于垫子上放松身体；

吸气时双臂由前向上举过头顶，双臂与肩同宽，掌心相对；

充分拉伸你的脊背，让身体舒展打开；

再次吸气时，脚跟离地，双腿的肌肉收紧，重心放在大脚趾上保持稳定；

呼气，脚跟放落回垫子上，双手互握对侧手肘，自髋关节略微前倾；

重心放在你的前脚掌上，回复时吸气，身体回正立直，手臂伸展打开同肩宽；

可以跟随你的呼吸继续完成：呼气向前微倾和吸气回复站立结合的几组，然后站立 放松肩背、双手臂和背部，调整呼吸。

2. 简易树式

这是树式的简易版。树式是瑜伽的经典体式之一。当许多人看到树式的时候，就会马上知道这就是瑜伽的体式，不仅是由于它是瑜伽平衡的经典体式，功效明显、姿态优美，并且正确的练习涉及人体肌肉协调、力量和髋关节的活跃性，所以在许多瑜伽书籍中，你都会见到它。由于没有经过前期的基础练习，对身体意识孱弱和肌肉僵硬等原因，许多初级练习者难以保持平衡。在我们的教学过程中会发现大部分的学员身体平衡的能力较差，而这些人多认为平衡练习与小脑不发达有关。而在我们自己多年的学习和教学过程中，我们总结认为平衡能力是可以提升的，而提升的关键在于身体肌肉的协调性和力量的均衡性。树式平衡练习是锻炼身体肌肉协调性——尤其是下肢肌肉的协调性和力量的基础体式。当你双腿的力量均衡时，来自双腿两侧的力量会在髋关节正中汇聚，从而顺延你的脊柱向上，帮助整个身体的重心牢牢稳固在髋关节的正中，而不是左右偏移。

这个体式练习的另外一个要点是：保持上半身的挺拔、直立，让你身体充分向上拉伸，如同前一个体式一样，让脊柱关节充分舒展——这既可以帮助你维持重心居中而不会偏移，又可以帮助你分解身体的重量，避免身体所有的重量压制在你的支撑在地面的腿上，缓解关节的压力。对于没有练习经验的意外怀孕准妈妈们来说，使用一把有靠背的椅子来辅助练习非常重要，将椅子放置在你的身旁，开始我们的树式练习吧！

站立在垫子上，旁边放置一把椅子，将椅背靠向左侧身旁；

双脚合并在一起，双膝尽量靠拢，保持双腿伸直不屈膝，收紧双腿的肌肉；

弯曲右膝，右手抓住右脚，将脚心贴向左大腿的内侧根部，靠近会阴部的方向；

脚心用力蹬住左腿内侧，左腿肌肉收紧保持一个反作用力，如果感觉吃力，平衡稍难控制，将你的左手扶住旁侧的椅背；

右膝向外侧充分展开，髋关节端正，稳定；

当你感觉可以保持稳定，双手胸前合十，吸气，双手举过头顶，手肘伸直，带领脊柱充分拉伸向上；

眼睛看向前方的顶点，保持均匀的呼吸，去感受身体如同大树一般挺拔；

回复时，双手分开，呼气，手臂由两侧慢慢放落回体侧，右脚落地，抖动你的双腿放松膝盖、双腿的肌肉；

然后换右侧的腿站立练习平衡。

3. 辅助侧弯曲式

侧弯曲对于计划怀孕的妈妈们来说，是孕前需要练习的体式之一。侧弯曲对于强化腰腹部力量，促进腹直肌的血液循环，帮助分娩后腹部的恢复非常有益。类似的体式我们常常在以塑造腰腹曲线的瑜伽练习中使用，其带来的伸展程度从腰侧一直蔓延到手腕处，所以侧弯曲的体式还可以促进淋巴的循环，帮助减缓浮肿。但是对于意外怀孕、没有瑜伽经验的准妈妈们来说，在自己不能熟练掌控练习幅度的时候，过大幅度的练习会影响胎儿的发育，甚至引起流产。所以意外怀孕的准妈妈们，你们需要拿起一根干的毛巾来辅助进行这个体式的练习。

站在垫子上，背部贴在一面平整的墙上；

双脚分开与肩同宽的距离，让你的脚后跟、臀部、双肩始终贴在墙面上；

双手抓住毛巾两端，双手间距离宽于肩部，在你感觉舒适的程度上，手肘伸直绷紧；

深吸气，抬起双臂举过头顶，贴向墙面的方向；

呼气时身体倾向左侧约30度左右保持呼吸，去感受轻微的拉伸感；

保持体式时，始终将你的脚后跟、臀部、双肩贴在墙面上，不要离开；

回复时，吸气，身体回到正中，呼气时反方向练习。

除了以上的三个体式之外，对于意外怀孕的准妈妈们来说，在这个阶段的练习还应包括在计划怀孕妈妈们妊娠前期的“预备练习”、“髋关节练习”等，这些都适合此时的你们。这些基础体式并不难度，但是对于细微关节的活跃、改善局部血液循环和疏解酸痛非常有益，当这些酸痛远离你的身体，你便会感受到妊娠中期其实也可以轻松面对。

孕末期营养储备——膳食与营养计划

意外怀孕的准妈妈们，孕末期的营养储备计划与计划怀孕的准妈妈们几乎没有差别。这是已经不存在身体差异和膳食造成的差别。

但是此时你可能会出现妊娠期便秘的状况和血糖指标偏高，没有关系，它是这个阶

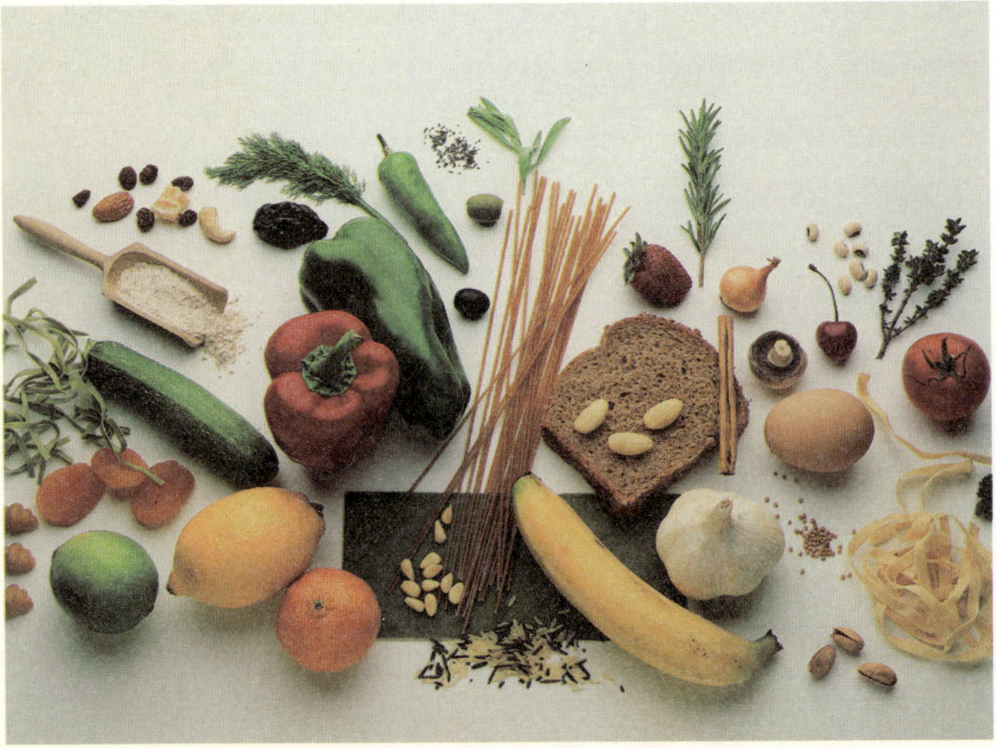

段特定出现的状况，你无需太过担忧。

但是此时我们建议你需要特别注意补充的营养素是：铁、钙、维他命B_1和优质脂肪酸（不饱和脂肪）。意外怀孕的女性在没有经过特别的营养储备下，胎儿在后期的发育会动用母体中的营养素来供其使用。女性最常见的矿物质缺乏几乎都是铁和钙，妊娠期的女性则更加严重。所以我们建议此时选择红瘦肉、确定无添加的生态养殖的动物血或肝脏、红枣、菠菜和黑芝麻等；钙的来源除了牛奶之外，豆腐、菠菜、虾皮、紫菜、黑木耳等，这些都是非常好的矿物质来源，有的同时富含钙和铁，所以食补永远是意外妈妈们的最佳选择。

来自于种子外皮和胚芽的维他命B_1，是妊娠及分娩期女性最重要的必需维他命之一。因为它对于帮助顺利分娩，保护神经系统和促进能量代谢，为准妈妈们的顺利分娩提供体能预备。要获取这种维他命，我建议你食用添加有麸皮的谷物制品、全谷物制品、豌豆、蛋黄、葡萄干、大豆和猪肉等。

优质脂肪酸是此时胎儿最后发育成熟的必需营养素。最后的大脑细胞增殖依赖于这种营养素。它来源于海鱼类，但是由于海洋污染严重，所以我们并不建议妊娠期女性以海鱼为不饱和脂肪的来源。其他的一些坚果或油脂也可以提供相当量的不饱和脂肪酸，例如核桃、花生、大豆。而你可选的油脂则是橄榄油、玉米油、大豆油（非转基因）等，我们不建议用这些油脂高温烹炒、煎炸食物，最好选择可以直接口服的方式，例如搅拌蔬菜沙拉等。因为高温会让不饱和脂肪变性，失去有益大脑的作用。

总之，以尽可能健康的方式膳食，你就不会因为意外怀孕而让宝宝慢别人一步，希望你更享受此时的乐趣。让宝宝感触你的愉悦，为他的身心先天注入积极向上的能量！

孕末情绪休憩——孕晚调息

因为意外怀孕，也没有瑜伽的基础和先期的练习，你的情绪可能较计划怀孕的妈妈们更容易波动，这是对你腹中的宝宝非常不利的。你要知道，你的情绪和内心的波动随时会通过血脉感染他，让他受到这些不良情绪的影响。要想平复内心，为你的宝宝提供一个尽可能洁净的心理环境，你选择的调息方式可以在计划妊娠的孕末期瑜伽练习中找到相应的内容，除了那些调息方式，我这里还有一个调息需要你学习，它可以帮助你在情绪猛然紧张、高亢或激动的时候练习，用以松弛内心，舒缓身体。

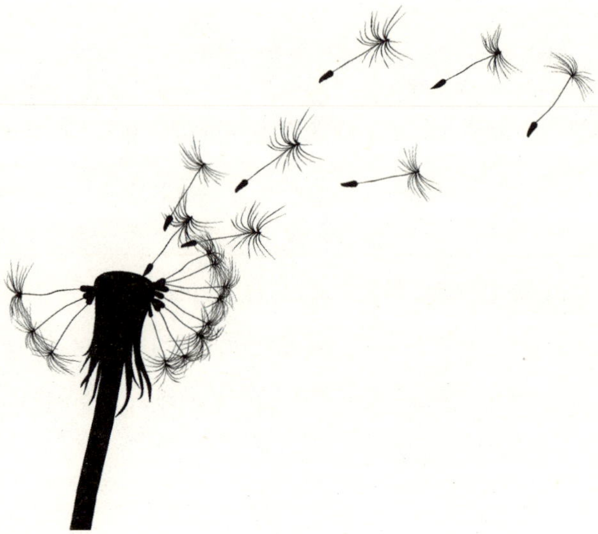

蒲公英呼吸法：

蒲公英呼吸法顾名思义，是一种让身心进入一种想象状态的、通过呼吸变得轻盈的呼吸法。这是一种非常柔和的呼吸法，非常适合孕妇练习。在练习的过程中，通过轻柔的吸气、呼气来让妊娠期的准妈妈们逐渐加强会呼吸的控制，顺其自然的将这种呼吸融入身体，成为自然。它非常有助于分娩，当你阅读完练习的方式，你会发现其实与分娩时医生要求你做的呼吸有些类似，但是这种呼吸更适合平时练习，这样当你一旦进入分娩的紧张时刻，你就可以自然而然的通过呼吸放松身体，缓解疼痛而生产顺利。练习时，可以闭目想象，你的嘴唇前放置着一束柔美的蒲公英，你轻启嘴唇，将它慢慢吹开，向四处飘落；

选择一个你感觉舒适的瑜伽坐姿，坐在垫子上；

保持背部直立，胸腔微微挺出，感受呼吸的顺畅；

深吸气时，保持嘴唇轻闭，让气体从鼻腔进入体内；

当感觉吸满气体在腹部，然后嘴唇微微张开，收拢，留出一个微小的口；

轻轻将气体从嘴中呼出，尽可能慢慢呼出，不要急速一下呼完；

想象你嘴唇前方的蒲公英，慢慢吹散它。

完成几组，当内心不再紧张、起伏波动，就可以睁开眼睛，放松嘴唇。

意外怀孕的准妈妈们，我希望你在阅读完这些内容后，熟悉并尽量掌握这些方法。我希望即使你在一个人的时候，也不会有孤寂的感觉。我希望你对腹中的生命充满希望，对自己充满希望。让我们一起感恩这次我们生命中的转变吧！

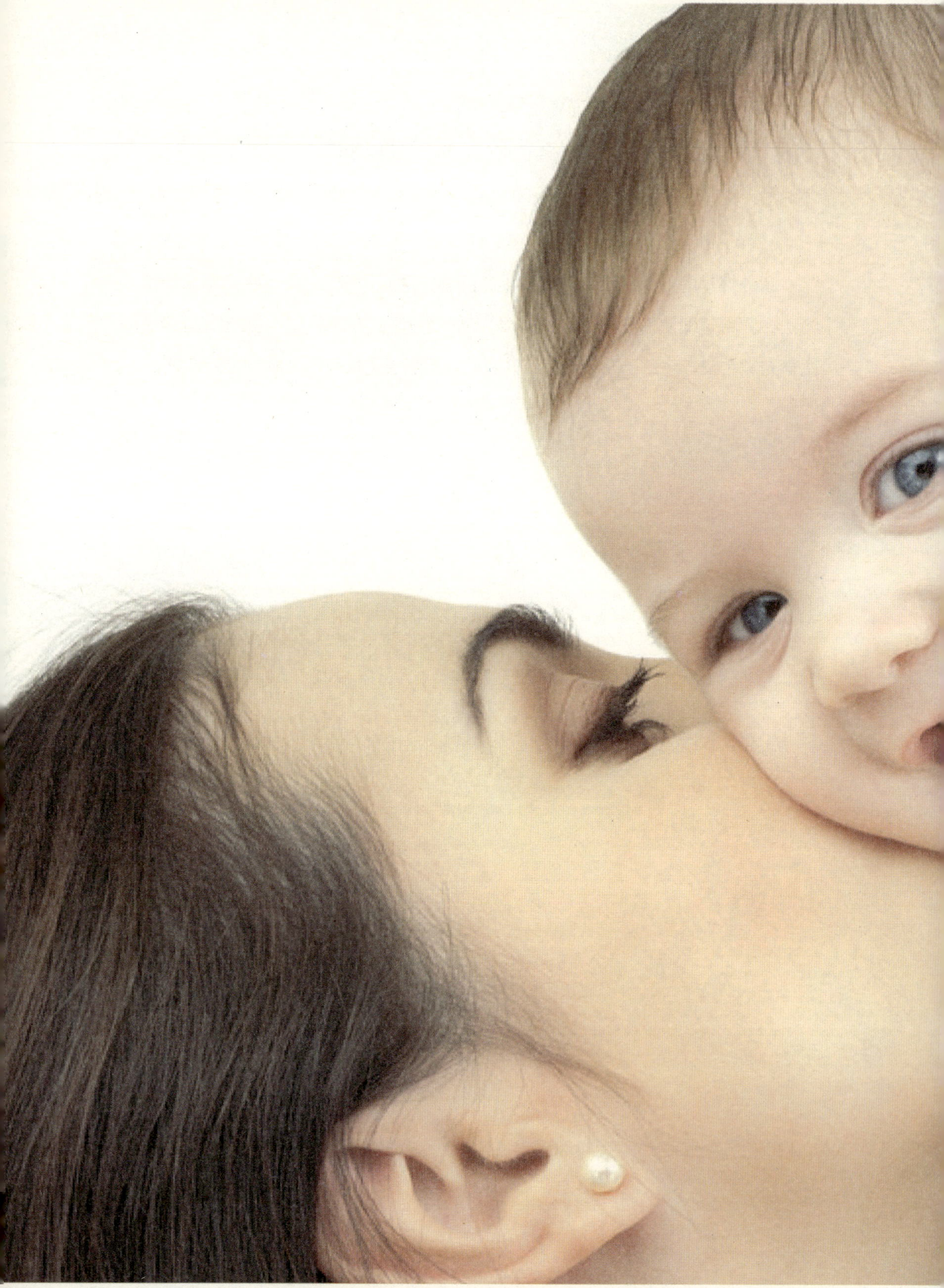

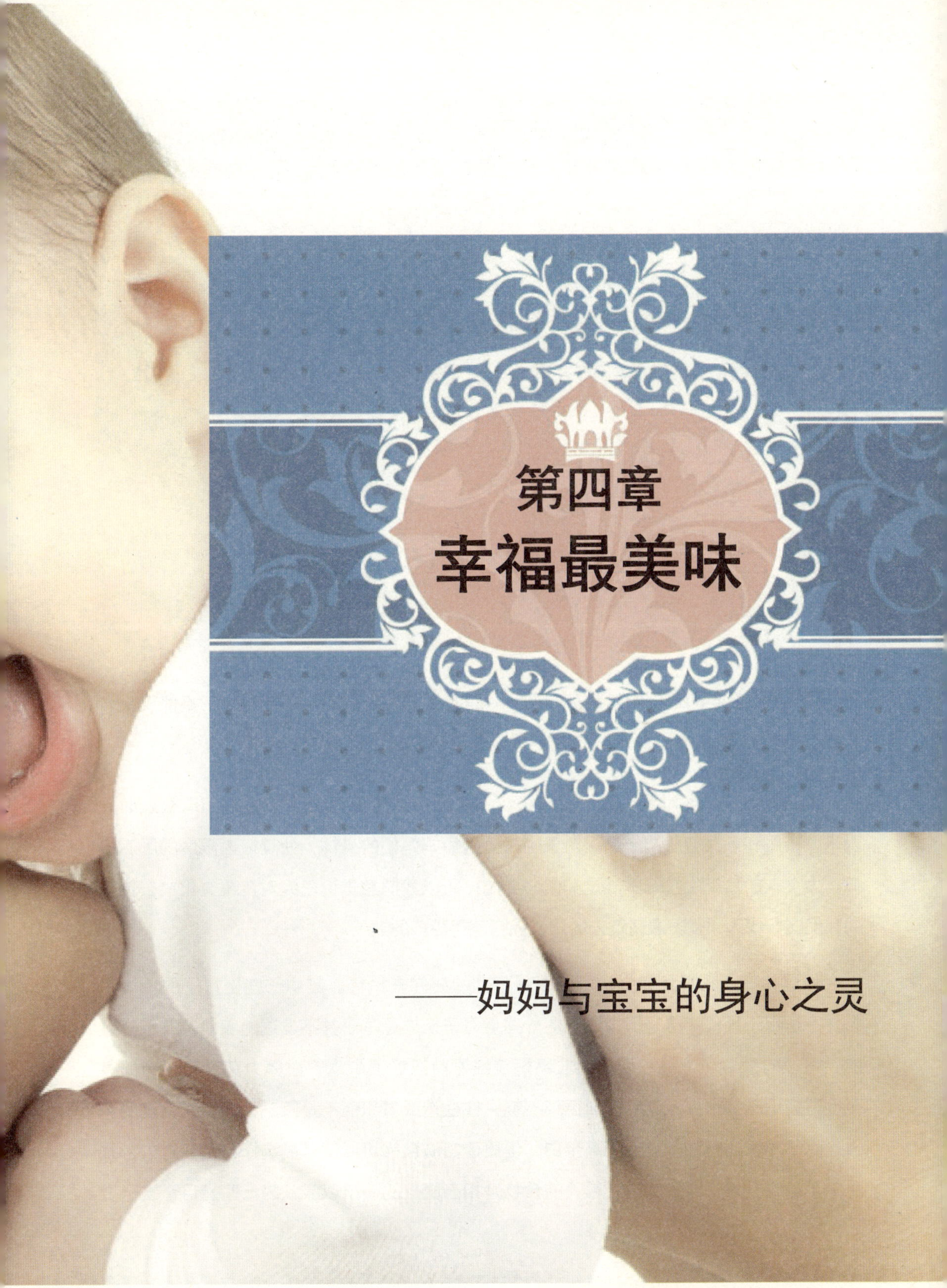

第四章 幸福最美味

——妈妈与宝宝的身心之灵

1 分娩后，好好坐月子

在经历了分娩的疼痛后，你开始体会到真正“为人母”的快乐。看着你怀中健康的宝宝，他是你10月酝酿出来的灿烂，也是你走向更多幸福的所在。

但是此时，我也知道你有些忧虑：在宝宝出生后，大部分的妈妈们发觉身体已经走形，肌肉松弛和脂肪的囤积让你忧心忡忡；坐月子是女人生命中最重要的经历之一，但是来自口口相传的传统经验是否适应现在的妈妈们？是否我们要向国外人的一样，无需那么紧张？这些都是你所担心的。没有关系，关于分娩后的内容，我希望你继续认真读下去。相信你会逐渐安心，因为恐惧往往源于我们的不知，而一旦知道，所有的忧虑就会变成晴朗。

我们在教学的过程中常常被问到：“是不是坐月子的时候不能洗澡、不能洗头；分娩后很长一段时间是不是不能下床？”等类似的问题。

其实，我个人非常认可我们口口相传下来的“坐月子 ”法，它是经历这么长时间以来，中医和妇女智慧的结晶。对于呵护分娩后妈妈们的身体，使其最大限度的颐养气血，为女人的后半生打好基础是非常必要的！所以我愿意告诉已经对传统文化失去传承的我们这一代人“多多遵循过去的法，你会获得更多的益”。

但这并不意味着我完全认可并原封不动的要你去执行。其中一些坐月子的传统习俗并不适用于现代。这是因为过去的一些坐月子法，是基于并不发达的农业，并不舒适的、可控的生活环境等。现代的准妈妈在妊娠前已经很少从事重体力劳动了，有的甚至连适量运动都很少做到。气血循环不畅，往往造成淤积而不是匮乏；在食物富足的今天，除了鸡蛋还有许多其他的高蛋白、优质蛋白质食品可以供我们选择。而在过去，几乎除了谷物之外，富含优质营养素的食物是相当匮乏的。所以我认为一些坐月子法是要遵循的，而另一些不符合现代生活环境的坐月子法是可以摒弃的。

（1）以新鲜、适口、容易消化的食物为主，清淡、高营养：选择容易消化的食物可以帮助分娩后体能的恢复。尤其是在大体力消耗后，许多营养素已经趋于匮乏，所以我们建议以当季的食物为宜；选择水煮、煲汤等为基，将富含优质蛋白质、矿物质和维他命的蔬菜、肉类等配合谷物粥饭，调补气血，是非常有益的。但是烹调的忌讳中，尤其应避免辣椒、姜、蒜等有刺激、强烈口感的食物或调味品。蔬菜水果则应多食，这些富含维他命、矿物质和纤维的食物，是温补的良剂，也可以帮助促进肠道蠕动，减少便秘；有一种说法是坐月子时不能吃水果，其实这并不科学。水果蔬菜所含的维他命和矿物质是肉类、蛋奶等制品中少量或者几乎没有的。而其中一些重要的营养素对于气血恢复、促进伤口愈合非常重要！所以蔬果是千万不能摒弃的！

（2）切勿随意进补：尽管我们认为分娩会消耗大量的气血，造成体虚。但是盲目的、自以为是的进补反而不利于身体恢复，甚至可能造成伤害。如同我前面所讲的“营养压力”的道理相通，当一个人连消化食物的基本能力还没有恢复的时候就大量进补高营养的食物，反而可能会成为伤其身的“毒药”。而此时基础的膳食往往是满足其气血恢复的基础物质，很多时候越看似寻常的食物越有益；其次，在妊娠期，我们的身体已经储存了大量营养物质以备哺乳，所以分娩初期盲目进补会造成营养过剩，使其引发多种疾病或引起产后肥胖。

（3）坐月子洗澡、洗头应分步骤：过去的说法认为分娩后，身体的毛孔全部打开，会让寒气渗入体内，滞留于骨骼间、肌肉和腹脏之中，使得气血不畅而周身疼痛，留下病根。这个观点我们认为是正确的，但是对于处于现代社会的我们，其实只要分娩后无伤口或切口的情况下，就可以淋浴了。因为除了热水器、浴霸和暖风机外，通风系统的帮助可以帮助我们的洗浴空间维持在较为舒适的温度内，一般35度左右，就不会造成我们所说的寒气入体；洗浴时使用温和无刺激的沐浴、洗发产品，在洗浴后及时吹干头发、擦干身体，不在头发及头皮湿的情况下入睡，那么清洁身体和头发反而可以帮助活血、除污，减少感染、促进身体循环和改善产妇的心情；梳理头发还可以促进头部血液循环但是如果你是剖腹产或者切口较大，那么建议你在分娩后的初期，以温暖舒适的环境中使用温水擦洗身体，直至伤口愈合可以触水时再沐浴。

无论是顺产还是剖腹产，我们都不建议分娩初期盆浴，因为盆浴可能会让污水感染伤口。

（4）适当运动：在以体力劳动为主的过去，妇女在怀孕前期依旧劳作，体力消耗较大。加上食物并不丰富，所以在经过分娩后，建议在床上休养而不是下床运动——她们平时的运动已经够多，运动量也够大了。而现在的城市中女性已经很少有从事体力劳动的了，但是我们还是常常听到一个说法“我妈说怀孕不能运动，坐月子的时候也要尽量不动”。这就有点不与时俱进了。现在的我们已经与过去大相径庭了，这个时候不是要避免运动，而是要适当运动。选择温和、舒缓的运动方式，不感觉疲惫的运动量，无论对于妊娠期的准妈妈们还是已经分娩坐月子的年轻妈妈们来说，都是有益的。

现在产院中常常会发现一些产妇长期缺乏运动，造成下肢血液回流不足的静脉曲张，盆腔底部肌肉孱弱而无法牢固的托住子宫、膀胱等脏器。而产前和产后的适量运动

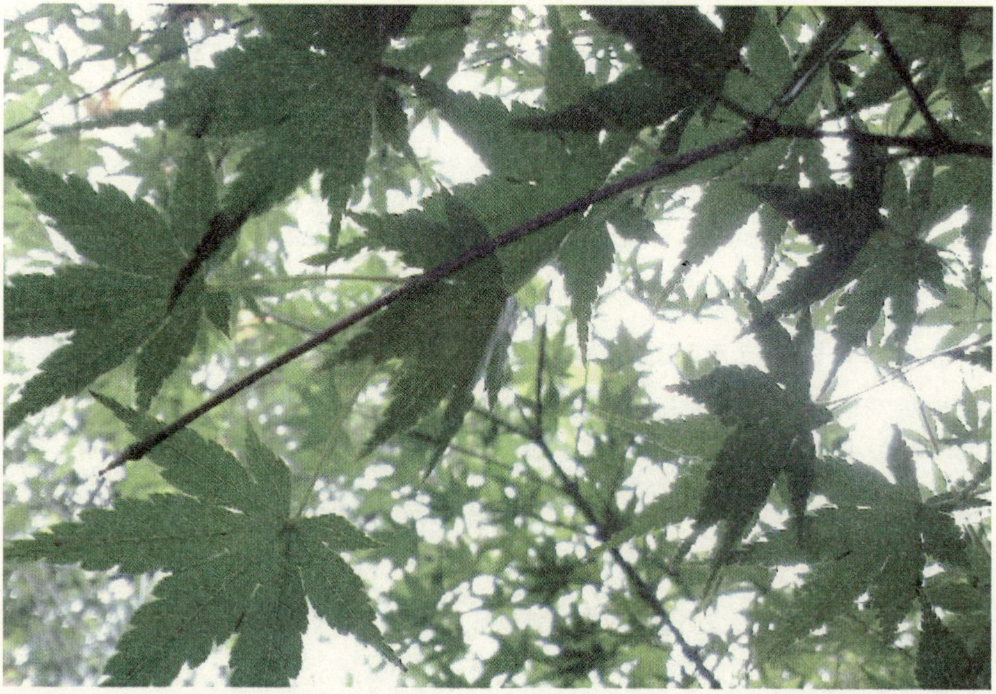

可以帮助恢复肌肉的收缩力，使其有力托住脏器而避免膨出。帮助子宫复原，减少静脉曲张和便秘的发生，缓解产后抑郁的出现。

（5）分娩后，让我们一起来休养情绪：

重点词：产后抑郁

我有一个问题，你的心情就只是你的心情吗？

如果我们将自己封闭在一个空间中，你可能会以为你的情绪就真的只是一个人的事情，但是一些科学研究发现，你的情绪会影响到身边空气振动的频率。所以，仔细想想，情绪的源头来自你，但是结尾却不只终于你。

妊娠期的整个过程中，伴随着激素水平的改变，情绪起伏会非常明显、不定。在前面的内容中，我们说过，妊娠期母亲的情绪起伏会影响腹中宝宝的先天。同样对于照顾你的亲人们也会产生很大的压力。所以在妊娠期的过程中，通过腹式呼吸、调息和冥想放松等瑜伽练习，我们希望能够尽可能的让你的情绪平稳而舒缓。妊娠后，你的情绪同样应该继续休养。这是为了避免妊娠后常见的“产后抑郁症”。

由于在整个妊娠阶段，你的内分泌系统受到极大的影响，会造成你潜在的不良情绪逐渐浮出水面。对于尤其存在家庭成员、家庭关系、工作关系等多方面压力而一直不得以排解、解决的女性，常常会在妊娠后发现与妊娠前看待事情的态度、角度大相径庭了。处理你所面对的问题，直视并尝试沟通，是获得解决的必要之一。

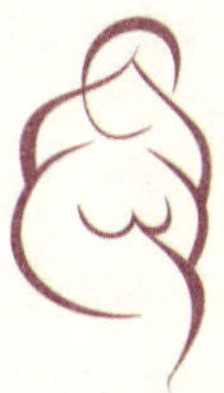

2 优质健康的家庭养成

膳食及运动习惯将影响孩子的一生。在早期的口味、饮食和运动习惯养成，对整个家庭都具有重要意义。

1. 你们的习惯决定孩子一生的健康

遗传、水的酸碱和疾病

现在的一种理论是，人体的酸碱失衡是导致癌症等慢性疾病发病的原因。这似乎符合了最近某些品牌饮用水打出来的碱性水、矿物质水的宣传。

天然矿泉水确实更符合现代人的需求，这是考虑到水污染的存在，尤其是城市中水输送管道的长期使用，自来水中含有许多不洁净的物质。煮沸的水相对来说可以满足日常的健康需求，而矿泉水则相对更健康，但它绝对不是你身体酸碱平衡的主要来源。

说到酸碱性与慢性疾病，首先需要说明的是，慢性疾病的致病原因非常复杂，并不是单纯的一两个原因就可以说清楚的。其次，慢性疾病包括很多种，例如癌症、心脑血管疾病等，而癌症又因与激素的相关性，发病部位又有区别。

乳腺癌和前列腺癌的发生更多的与激素密切相关，而不是与酸碱性。

身体呈酸碱性，与膳食有着必然的联系。一般认为，蛋白质、脂肪和糖类较丰富的食物，往往会让身体呈酸性，而富含矿物质的蔬菜水果则呈碱性。临床研究发现，酸碱性与某些疾病相关——请看清：是相关，不是必然。还有待研究考证。

身体呈酸性最直接的就是会导致骨质疏松，这与西方国家常喝牛奶，但发生髋骨骨折较多有关。许多人都认为牛奶具有优良的钙磷比，是日常膳食中最容易被人体吸收的膳食钙来源，但是牛奶饮用过多，会相反的促进钙的流失，这是由于在西方饮食中，动物蛋白所占比例较大，较多的蛋白质摄取而缺乏膳食纤维和矿物质的补充，就会导致身体呈酸性，骨头就需要分解出一些钙来平衡血液中的酸性，避免酸性过高造成对身体的伤害，这是人体自主应激的一个反应，但是钙的溶出却没有补充，就会造成骨头渐渐脆弱，伴随不良生活饮食习惯的促进，骨折发生的几率就大大升高了。而癌症中的乳腺癌和前列腺癌主要是由于日常生活中，除了从饮食中摄取的激素外，还有许多类激素包围着我们。这些类激素大部分来自于化学合成物，比如保鲜膜、养殖业中的激素药物等，它们渗透到我们的饮食中来，与身体激素受体较多的部位结合，提高了激素水平，最明显的就是导致乳腺癌和前列腺癌发生大大提高。

其他的癌症发病原理也不是酸碱性那么简单，许多研究发现，癌症虽然也具有遗传性，但是通过后天的良好生活饮食习惯，就不会让癌症发正在你的身上，也就是说你仅仅是一个携带者，而不会表达在你的身上！

但是生活饮食习惯仅仅是食物酸碱性吗?

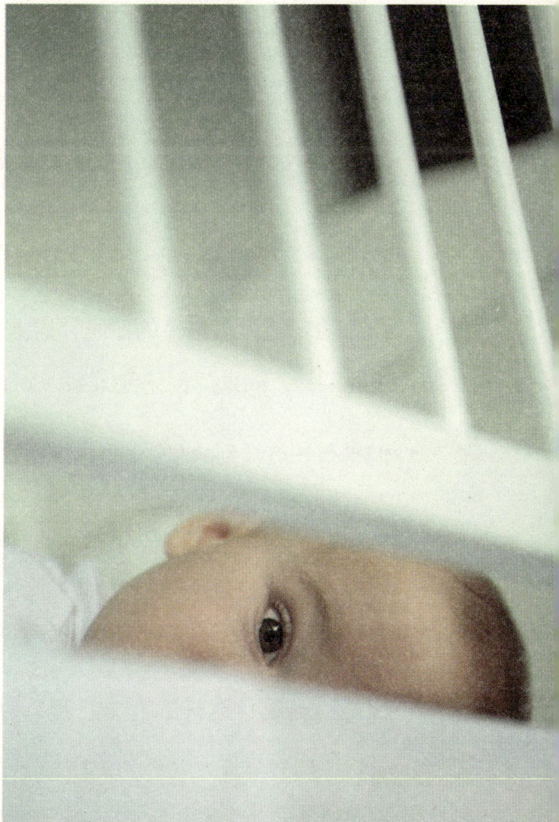

精神上的压力、生活作息、饮食习惯这些综合因素才是构成人体健康的基础。许多研究发现，较大的精神压力会造成身体免疫系统的下降，激素分泌失常，导致患病几率的提高；生活习惯，尤其是睡眠时间是身体修复的必需，充足的睡眠时间和良好的睡眠习惯可以让身体尽可能的发挥修复效用，尤其对于清除导致慢性疾病的因子具有天然的、无副作用的效应，同样的，良好的充足睡眠是身体分泌激素来对抗压力的基本条件，服用外来的激素药物会产生许多副作用，甚至可能反害其身；饮食习惯，几乎所有负责人的营养师都会建议养成良好的饮食习惯，多样化的食物选择，而不是建议你浪

费大量的金钱来吃一些营养补充剂。

没有最好的食物，只有最好的饮食习惯。至今我都仍然坚持这一点。

为身体提供碱性的食物往往是植物性食物，尤其是新鲜的蔬菜水果和坚果种子，而膳食纤维则可以帮助减少蛋白质对体液的影响，结合胆固醇、激素等排出体外，减少这些不良因素对身体的潜在伤害。即使是植物性蛋白质——大豆，它反而与动物蛋白不同的是，可以帮助调节激素水平、降低钙从尿中流失的量。除了所谓的食物呈碱性外，植物化学成分和其他还未知的元素对健康也起着强大的养生保健作用。

身体是一个复杂的系统，而食物所能给予身体的影响并不是从呈酸碱性来判断的。与慢性疾病相关的因素，往往有着复杂的连锁反应。碱性食物也不是从所谓的碱性水中获得的，水果和蔬菜中含有的矿物质和多种植物化学成分可以相互结合发挥更大的养生保健作用，这是矿泉水所无法达到的。

2. 培养正确的口味习惯

你是不是嗜甜如命？你是否生活在北方和四川？

每个地域都有其独特的口味，这些口味也成就了许多知名的地方菜系。如鲁菜、川菜、东北菜等。如果深刻研究菜系，则会发现其中大有文章。

但是有一点特别的是：地方菜系的口味还包含其所处地区的独特需要。

北方地处严寒地带，所以对于身体的保温机能要求更高。钠与调节体内渗透压，增强肌肉的兴奋性、能量代谢和氧的利用有着密切关系。所以北方的菜式中较咸，是因为对钠的需要量较大，需要比别的地方更多的钠来参与体温的保持。

但是当满足了这样的需求，那么就可能产生其他的危害。因为我们都知道，钠过高，与高血压有直接关系。所以中国营养学会建议每个人每天的食盐量不要超过5克，对于预防高血压有所帮助。

川菜由于其辣椒、香料等的使用，容易掩盖咸味，所以四川人的盐摄取量大部分也是超过这个标准的。

许多人认为口味的习惯是难以更改的，尤其在一个地方生活久了，就很难马上适应改变的口味。其实如果考虑到你未来的健康，那么暂时的更改将会为你以后几十年的健康打下基础，所以一时的改变又算得了什么呢？

一个人口味的习惯并不是那么难改的。只是很多时候，人们不习惯改变——无论是口味习惯、零食习惯或者其他的等。但是追根溯源，口味习惯的形成并不是你天生就有的，而是后天形成的。既然可以形成，为什么不能改变呢？

我们所说的改变，往往建议是循序渐进的过程。并不是原来吃的咸，而今天马上就少放一半的盐，这样也不符合改变的规律。每天比昨天少放一点点，这个星期比上个星期少放一点点，这个月比上个月的口味就会淡下来，也会让自己的舌头和身体适应过来。

而对于小孩来说，口味的培养则更加重要。

人天生对甜味敏感，这也是为什么许多大人在哄小孩时使用奖励糖的方式更容易让他们欢心。但是在许多婴幼儿的养育建议中，都是将这样的奖励方式定义为危害孩子健康的做法。

孩子在小时候没有明显的意识，往往口味的诱导容易成就她们一生的习惯。无论是使用让血糖容易升高的巧克力、糖果，还是不影响血糖的甜味剂，如木糖醇等，都会让他形成嗜甜的习惯，并将甜味食物作为安慰和奖励自己的礼物。成人后，一些人可能会自主的改变口味习惯，但是大部分人是无法更改的。许多肥胖人士有着这样的经历。

我想许多人都经历过这样的阶段。在小时候容易形成蛀牙且没有自控能力的时候，父母往往将糖果藏起来，或者警告教育不能吃糖，预防蛀牙。

其实，这与小时候成人们拿糖果作为奖励有关系。

意识和观念的形成往往是有原因的长期的形成。所以有健康意识的父母，不应该将糖果作为奖励孩子的礼物。

人的舌头对口味有着敏捷的感触，舌尖的甜、两边的酸、舌根的苦。这与自然界中许多食物有着密切的关联。

除了嗜甜，人们还厌恶苦的食物。但是许多苦的蔬菜含有丰富的营养素，对健康有益，也可降低患许多慢性病的几率。

例如苦瓜和苦笋，其中含有丰富的钾和植物化学成分，对于抗氧化，促进肠道健康，清火等都具有明显的功效。

所以，并不是所有的甜食都是好的，并不是所有的苦食都是坏的。

多样化的口味，可以帮助广泛摄取有益营养。无论区域性的饮食习惯如何，人们都应该学会选择正确的饮食习惯和膳食搭配。尤其是对于已经形成口味习惯的人，虽然改变的过程更加漫长和难受，但是想到自己的健康，想到更多的减少进医院去消耗精力和财力，我想简单的口味改变，并不是太难的事。

3．适宜全家练习的运动

在这里，关于运动的建议已不仅仅只是瑜伽——虽然瑜伽也是一个很好的运动。但是在儿童初期成长时，去更开阔的地域进行视觉和感觉的培养也非常重要。登山、观海等具有开阔视野的家庭运动，不仅可以更加亲密的连接父母与孩子之间的感情，还可以在孩子早期培养中树立客观、广阔的世界观，而不仅仅是城市里的高楼大厦。

许多儿童专家及教育专家认为，过于狭隘和固化的生活环境会引起孩子心理发育的迟缓、狭隘，个性也更容易暴躁。这对于孩子以后人际关系和进入社会中处理较为复杂的关系时更容易产生心理失衡、缺乏技巧等。所以我们建议在孩子早期的家庭运动中，除了紧密的如瑜伽运动一样的练习外，远足、户外甚至只是去城市附近的乡村都会对孩子的健康——生理与心理的健康都至关重要。

在孩子早期时的家庭运动，你可以选择人较少的运动，因为这会避免他过早、过快进入复杂、陌生环境中产生的抵抗、恐惧和自闭情绪的发生；在逐渐进入较为复杂、人较多的环境中时，最好是较为亲密的，与其成长中常常相伴出现的人员，例如你的父母、朋友或者邻居等。这对于他逐渐掌握与人相处时的沟通方式非常有益，一定要给予他足够的时间和发生错误的机会——他的成长一直需要你的鼓励与帮助；之后进入较为复杂的家庭成员的关系中，他会懂的尊老爱幼的原因，并且可以去遵守和形成这个优良的品德。不要在家庭成人较多的时候责备他，这将对他的心理发育非常不利。他在小的时候还认为你和他的构成了他世界的主体，当你在一些“世界之外”的人面前责备或者骂他的时候，会产生自卑及恐惧感，这对于他以后的发展是有害的。

无论你所能给予他的家庭是一个父母构成的完整家庭还是一个单亲家庭，都不要将你抚养他时产生的负担感、词语甚至是情绪表现给他——他是你决定后的责任，他并不是你的负担。即便你一个人去抚养他，他也会为你的生活和感情带来收获，而不是负担。所以多和他一起接触外界的世界、有益运动，你会发觉，其实新生命对你而言，又是一次新生！

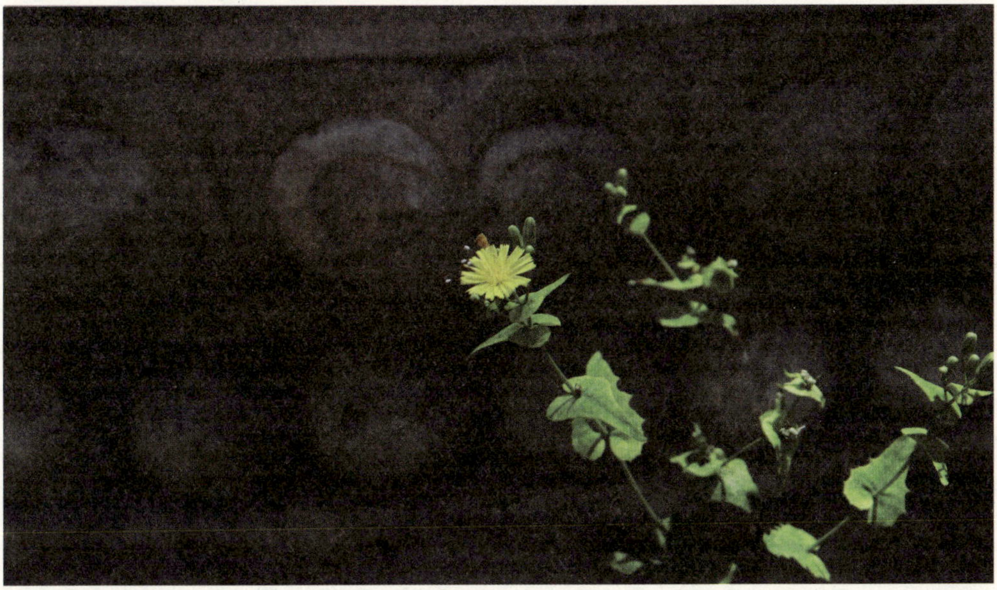

篇尾：从未停滞的幸福

现在，作为一个母亲，你已经了解了相当多的内容。关于宝宝的健康和家庭应该坚持的膳食习惯，开始掌握在你的手中。当你读完这本书，你已经比其他的母亲了解的更多，也因为你的努力，你的获得也会更多。我并不认为这就是足够的内容了，关于如何抚养宝宝，你将在与宝宝的沟通中了解更多。其实没有一本书可以教会你如何养育出一个值得你骄傲的孩子，因为文字永远是呆板的，而你与孩子的成长永远是互动的。我相信以你读完本书的心力，就有了养育身心健康的孩子的基础。本书中的内容中，无论膳食还是瑜伽练习，都遵循适应自我、灵活变通的原则，这与我们一生中遭遇变故而不断成长却不是殒灭的原因是相通的。只要不断为自己的将来而努力的人，才会有更好的将来。

所以，无论在以后孩子的成长中，你或者你的家庭遭遇什么或者你一个人抚养孩子有多么艰辛，我都希望你不要后悔于当初的决定。因为后悔并不能带来动力，而坚持，是不会让你停滞不前的。这是我写本书最重要的愿望：不是教会你动作和食物，而是让我们一起对未来充满希望的勇气！

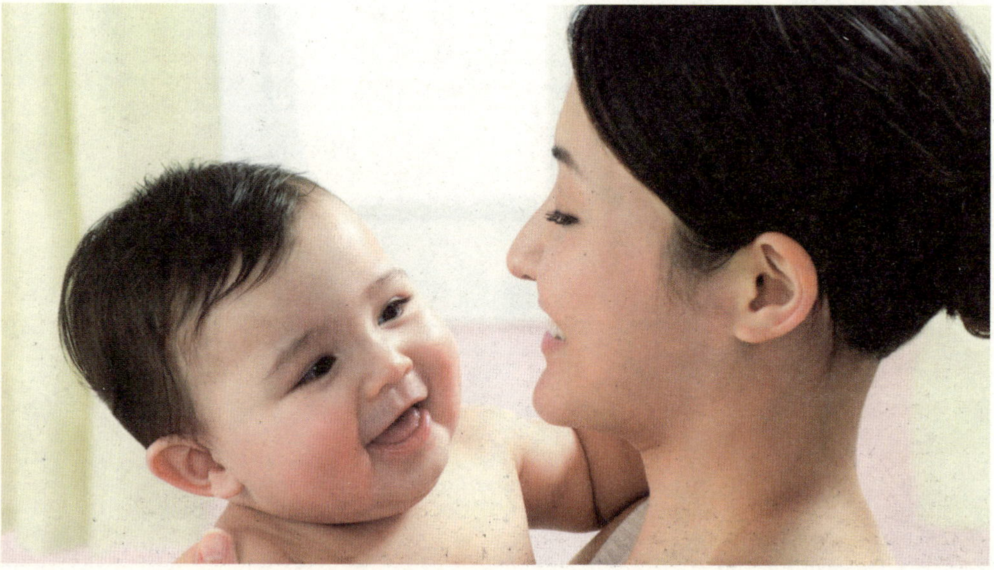

营养师为你推荐的智慧宝宝书

本书中有许多未尽的内容，这些内容与膳食和瑜伽相关，但是限于本书的篇幅，不能详尽讲述。例如营养素的作用、性质和来源，这些内容虽然对于专业人士而言非常简单，而对于不了解的公众来说，可能有些困难。有一些相关的书籍可供你参考，与本书结合，会让你更透彻地了解本书的内容、方式和原理。这些书籍也将为你以后的生活提供帮助，它们是：

《维生素矿物质养生事典》

《解剖与瑜伽体式——预防瑜伽损伤》

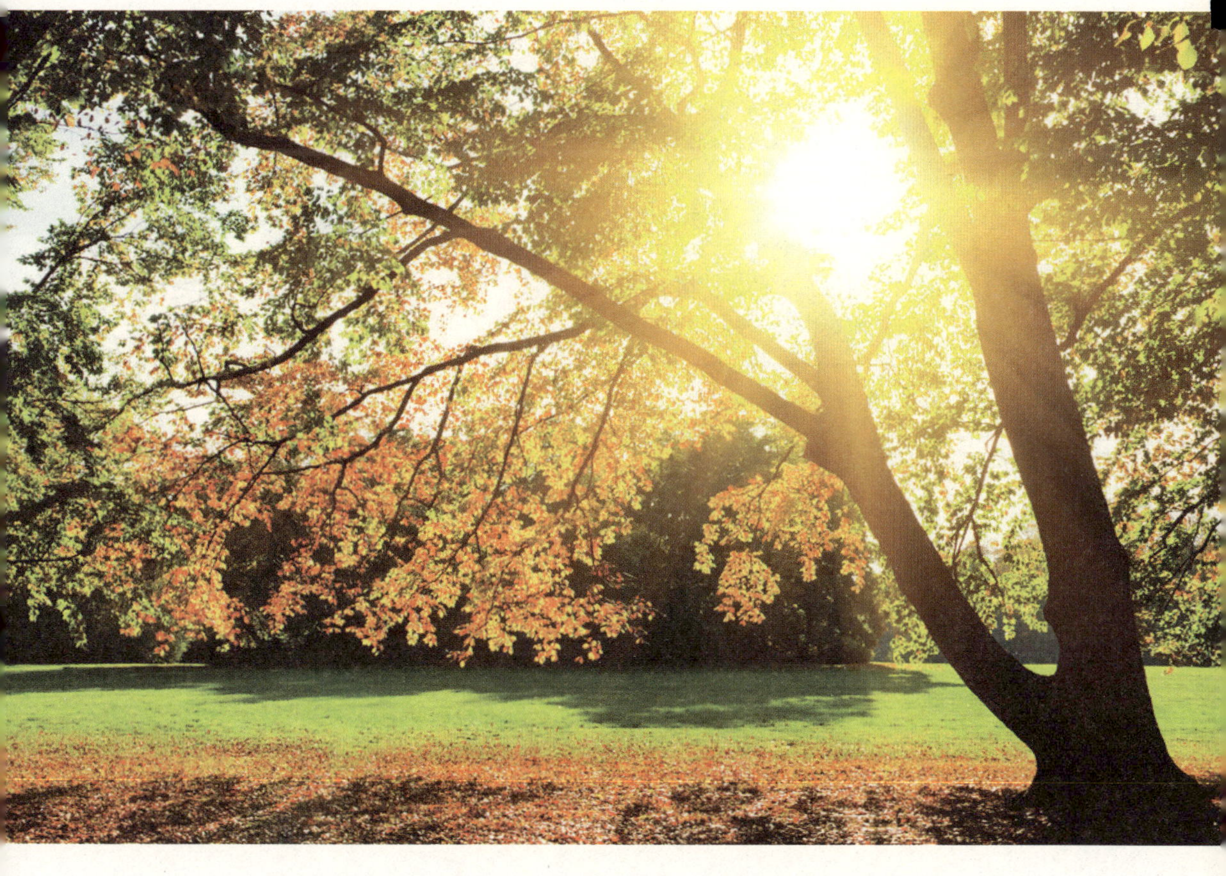

图书在版编目（C I P）数据

孕味瑜伽 / 谢波著. -- 北京 : 团结出版社, 2012.1
ISBN 978-7-5126-0716-3

Ⅰ. ①孕… Ⅱ. ①谢… Ⅲ. ①孕妇－瑜伽－基本知识 Ⅳ. ①R247.4

中国版本图书馆CIP数据核字(2011)第248531号

出 版：团结出版社
（北京市东城区东皇城根南街84号 邮编：100006）
电 话：（010）65228880 65244790 （出版社）
（010）65238766 85113874 65133603（发行部）
（010）85113694 （邮购）
网 址：http://www.tjpress.com
E-mail：65244790@163.com（出版社） 65228880@163.com （投稿）
65133603@163.com（购书）
经 销：全国新华书店
印 刷：三河市东方印刷有限公司
装 订：三河市中门辛装订厂

开 本：170×240 毫米 1/16
印 张：11.5
字 数：100千字
印 数：6000
版 次：2012年 1 月 第1版
印 次：2012年 1 月 第1次印刷

书 号：ISBN 978-7-5126-0716-3/R.36
定 价：38.00元